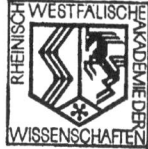

Rheinisch-Westfälische Akademie der Wissenschaften

Geisteswissenschaften   Vorträge · G 251

Herausgegeben von der
Rheinisch-Westfälischen Akademie der Wissenschaften

HANS SCHADEWALDT

Idiosynkrasie, Anaphylaxie,
Allergie, Atopie –
Ein Beitrag zur Geschichte der
Überempfindlichkeitskrankheiten

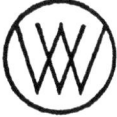

Westdeutscher Verlag

Gemeinsame Sitzung
der Klasse für Geisteswissenschaften und der Klasse
für Natur-, Ingenieur- und Wirtschaftswissenschaften
am 24. September 1980 in Düsseldorf

Leo-Brandt-Vortrag

CIP-Kurztitelaufnahme der Deutschen Bibliothek

Schadewaldt, Hans:
Idiosynkrasie, Anaphylaxie, Allergie, Atopie: e. Beitr. zur Geschichte d. Überempfindlichkeitskrankheiten / Hans Schadewaldt. – Opladen: Westdeutscher Verlag, 1981.

(Vorträge / Rheinisch-Westfälische Akademie der Wissenschaften: Geisteswiss. ; G 251)

ISBN 978-3-531-07251-7   ISBN 978-3-322-88164-9 (eBook)
DOI 10.1007/978-3-322-88164-9

NE: Rheinisch-Westfälische Akademie der Wissenschaften ‹Düsseldorf›: Vorträge / Geisteswissenschaften

---

© 1981 by Westdeutscher Verlag GmbH Opladen
Herstellung: Westdeutscher Verlag GmbH

ISSN 0172–2093

Inhalt

Präsident Professor Dr. med. *Franz Grosse-Brockhoff* †, Düsseldorf

    Eröffnungsansprache 7

Professor Dr. med. *Hans Schadewaldt*, Düsseldorf

    Idiosynkrasie, Anaphylaxie, Allergie, Atopie –
Ein Beitrag zur Geschichte der Überempfindlichkeitskrankheiten . . . 9
Literatur 30

Diskussionsbeiträge

    Professor Dr. med. *Erich Fuchs*; Professor Dr. med. *Hans Schadewaldt*; Professor Dr. med. *Franz Grosse-Brockhoff* †; Professor Dr. med. *Kurt Greeff*; Professor D. theol., Dr. h.c. *Wilhelm Schneemelcher*; Professor Dr. rer. nat. *Horst Rollnik*; Bergrat a.D. Professor Dr.-Ing. *Otto Dünbier*; Professor Dr. agr. *Hermann Kick*; Professor Dr. med. *Hans Günter Goslar*; Professor Dr. med. *Ludwig E. Feinendegen* 37

Eröffnungsansprache

von *Franz Grosse-Brockhoff* †, Düsseldorf

Wie in jedem Jahr ist die heutige gemeinsame wissenschaftliche Sitzung beider Klassen dem Andenken Leo Brandts gewidmet. Daß Sie, sehr verehrte Frau Brandt, heute wieder Zeuge des Fortlebens des geistigen Erbes Ihres Gatten durch Ihre Teilnahme sind, ehrt unser Gedenken in besonderer Weise.

Mehr als neun Jahre sind seit dem Tod Leo Brandts vergangen, aber sein Bild steht uns ohne Einbuße seiner Konturen lebhaft vor Augen. Wir fragen uns am heutigen Tage wieder, was würde Leo Brandt in der jetzigen Situation tun, einer Situation, in der zukunftsträchtige Forschungsprogramme unserer Akademie in die Mühlsteine bürokratischer Administration zu geraten drohen. Leo Brandt würde Parlament und Regierung beschwören, für die Wissenschaft und Forschung nicht nur ein offenes Ohr, sondern auch ein offenes Schatzkästlein zu haben. Immer wieder würde er mit Emphase seiner Überzeugung Ausdruck geben, daß soziale Sicherheit unseres Landes und internationales Ansehen weitgehend von der Wissenschaft und Forschung bestimmt werden. Er würde aber auch gegen die sich zunehmend bemerkbar machende Skepsis gegenüber Wissenschaft und Forschung mit der ihm eigenen Dynamik und überzeugenden Argumentation kämpfen, wo immer es möglich und notwendig wäre. Er würde allerdings mit uns auch die Sorge teilen, daß Wissenschaft und Forschung nicht mehr wie in den Zeiten des Wiederaufbaus von Leidenschaft getragen werden, sondern mehr und mehr in das Fahrwasser eines Berufes mit abzugeltenden Arbeitszeiten zu gleiten drohen. Auch würde er die Gefahr erkennen, die durch dirigistische Planung und Bürokratie der schöpferischen Entfaltung von Wissenschaft und Forschung drohen. Lassen Sie mich einige gerade derzeit beherzigenswerte Sätze aus einem Aufsatz zitieren, den er 1958 anläßlich der Grundsteinlegung der Atomforschungsanlagen des Landes Nordrhein-Westfalen in Jülich schrieb: „Es ist nicht daran gedacht, ein staatsdirigistisches Forschungszentrum – wie es von anderen Staaten her bekannt ist – zu schaffen. Wir lehnen den Dirigismus ab, erst recht in der Wissenschaft. Die deutsche wissenschaftliche Tradition bleibt gewahrt. Die vorgesehenen gemeinsamen Atomforschungsanlagen sichern dem Wissenschaftler volle Freiheit der Forschung. Die Würde der freien Forschung wird respektiert; der Forscher ist lediglich seinem Gewissen verpflichtet, er stellt sich seine Aufgaben selbst."

Das Werk Leo Brandts, das sich in den zahlreichen Gründungen wissenschaftlich bewährter und international anerkannter Institutionen im Lande Nordrhein-Westfalen widerspiegelt, gelang ihm, weil er es verstand, die Persönlichkeiten aufzuspüren und anzuregen, kreative Ideen zu entwickeln und Forschungsprogramme zu planen, von deren notwendiger Realisierung er die maßgeblichen Instanzen überzeugte und die erforderlichen Mittel herbeischaffte. Lassen Sie mich die Worte des Herrn Ministerpräsidenten Kühn bei der Jahresfeier 1971 einige Tage nach dem Tode Brandts zitieren: „Wir erinnern uns an seine spitzbübische Freude, wenn es ihm wieder einmal gelungen war, aus wer weiß welchen Kassen und Titeln heraus Geld zu holen für neue Projekte, wie sie seiner unerschöpflichen Phantasie entsprangen. Wir erinnern uns an einen Mann, dessen charmante Unbequemlichkeit, dessen ungeduldige Ausdauer, dessen mitreißender Ernst manchmal erschrecken ließen, uns aber immer wieder bezauberten."

Es ist heute nicht die Gelegenheit, das Werk Leo Brandts nachzuzeichnen. Aber die Rheinisch-Westfälische Akademie der Wissenschaften weiß, was sie Leo Brandt verdankt; sie fühlt sich verpflichtet, in seinem Geiste weiter zu wirken.

Leo Brandt war von Haus aus Ingenieur. Was war nach dem totalen Zusammenbruch notwendiger und lag näher, als zunächst – es waren die Jahre 1945–50 – die Natur- und technischen Wissenschaften für den Wiederaufbau zu motivieren. Aber schon bald erkannte er, daß nur zweckgebundene Forschung unvollkommen bleiben muß, und daß Grundlagenforschung und die Geisteswissenschaften nicht fehlen durften. Schon 1952 wurde in der Arbeitsgemeinschaft für Forschung als der Vorläuferin unserer jetzigen Akademie eine Sektion für Geisteswissenschaften aus der Taufe gehoben. Als Mediziner habe ich mich darüber gefreut, daß die „Geschichte der Medizin" in dieser Klasse Platz gefunden hat. Die Medizin und insbesondere die Geschichte der Medizin schlagen – wenn ich es einmal so sagen darf – eine Brücke zwischen Natur- und Geisteswissenschaften. Wenn heute Herr Schadewaldt „Zur Geschichte der Überempfindlichkeitskrankheiten" zu uns spricht, so meine ich, daß dieses Thema geeignet ist, die geistige Kommunikation zwischen beiden Klassen zu fördern und damit auch im Sinne Leo Brandts zu wirken.

Idiosynkrasie, Anaphylaxie, Allergie, Atopie – Ein Beitrag zur Geschichte der Überempfindlichkeitskrankheiten

von *Hans Schadewaldt,* Düsseldorf

Die Tatsache, daß für die Mehrzahl der Bevölkerung harmlose Lebens- oder Genußmittel bei einzelnen Personen zu eigenartigen, z. T. lebensbedrohenden Krankheitszuständen Anlaß geben können, ist keineswegs eine Erkenntnis unserer Tage [1, 2, 3]. Schon vor Jahrhunderten wurden Fälle von *Nesselsucht* nach Genuß von Erdbeeren oder eigenartige pathologische Reaktionen nach der Aufnahme von Käse, wie bereits im Corpus Hippokraticum, beschrieben [4, s. auch 5]. Der berühmte Topos im Epos des römischen Dichters TITUS LUKRETIUS CARUS (109 bis 55 v. Chr.) „De natura rerum", der darauf aufmerksam machte, daß des einen Nahrung des anderen Gift sein könne [6], weist bereits auf die uralte treffende Beobachtung hin, daß bestimmte Menschen für die Mehrzahl ihrer Mitbürger unschädliche Substanzen nicht vertragen und diese bei ihnen geradezu toxisch wirken können [7]. Dabei wird bereits in der klassischen Antike deutlich zwischen diesen individuellen Überempfindlichkeitsreaktionen und Vergiftungen, die ganze Populationen befielen, unterschieden. Es sei hier nur an die „Anabasis" des XENOPHON (430–354 v. Chr.) erinnert, der über eine klassische Intoxikation nach Genuß von mit Pflanzengiften durchsetztem Honig bei den griechischen Hilfstruppen der „Zehntausend" berichtete [8].

Als Prototyp solcher Massenintoxikationen kann aber auch auf das „Ignis sacer", das Antoniusfeuer des Mittelalters, verwiesen werden, hinter dem sich, wie wir heute wissen, eine Vergiftung durch Mutterkorn, der sog. Ergotismus, verborgen haben dürfte, die sich bei fast allen, die mit Mutterkorn verseuchtes Roggenmehl zu sich genommen hatten, manifestierte [9, 10]. Bereits in der Antike unterschied man auch die Überempfindlichkeitsreaktionen von den sog. en- oder epidemischen Krankheiten, die ja bis ins 19. Jahrhundert und zu dem Entstehen der Bakteriologie vielfältige Probleme aufwarfen, aber damals schon als miasmen- oder kontagienbedingte Erkrankungen aufgefaßt wurden. Prototyp war zweifelsohne die sog. „Pest", der „schwarze Tod" des Mittelalters, unter dem wir aber wohl verschiedene hochinfektiöse Seuchen vermuten müssen [11, 12].

Dieses Wissen um die besondere Reaktionsbereitschaft einzelner, sonst gesund erscheinender Menschen auf bestimmte Stoffe, die der Mehrzahl ihrer Mitbürger durchaus bekömmlich waren, ist also altes Erfahrungsgut der Heilkunde. So nimmt es nicht wunder, daß diese merkwürdigen Reaktionen einzelner auf von der Mehrzahl ihrer Zeitgenossen gut vertragene Substanzen bereits in der Antike einen eigenen Namen erhielten, den der Idiosynkrasie.

Dieser älteste allergologische Begriff, der nach wie vor in der Medizin benutzt wird und in der letzten Zeit sogar eine Art Renaissance erlebte, tauchte zum ersten Mal im sogenannten „Tetrabiblos" des Ptolemaios um 100 n. Chr. auf [13]: „Bei jedem einzelnen Menschen kann man das Allgemeine der Idiosynkrasie auf Grund der Bedingungen des Weltraums zur Zeit seiner Entstehung erkennen, und zwar, daß er körperlich so und seelisch so beschaffen ist, und die zufälligen Erscheinungen vorhersagen, durch die Tatsache, daß der auf diese oder jene Weise beschaffene Weltkreis der so und so beschaffenen Individualmischung angemessen und der Gesundheit dienlich ist, während der anders beschaffene nicht angemessen und schädlich ist" (13; 2).

Nun war Ptolemaios bestimmt ein bedeutender Geograph, Astronom und Mathematiker, aber ganz sicher kein Arzt, und so verwundert es uns nicht, wenn bei ihm der als durchaus bekannt vorausgesetzte Terminus sehr allgemein als eine dem Individuum eigene andersartige Reaktionsbereitschaft und keineswegs als engerer medizinischer Begriff verstanden wurde. Ihm war aber zweifelsohne die zur gleichen Zeit von Galen (129–199 n. Chr.) kodifizierte *Viersäftelehre* der damaligen „Schulmedizin" bekannt [siehe 14]. Zurückgehend auf die Theorie von den vier Elementen des Empedokles (490–430 v. Chr.) im 5. vorchristlichen Jahrhundert hatte sich mit den Hippokratikern im 3. Jahrhundert die Anschauung von der Gesundheit als harmonischer Mischung der vier Kardinalhumores Blut, Schleim, schwarze Galle und gelbe Galle, der „Eukrasie", und ihrem Gegenpol, dem krankhaften Überwiegen oder Zurücktreten eines dieser Säfte, der „Dyskrasie", entwickelt [15]. Andererseits spielte zur Zeit des Ptolemaios die sogenannte „Mikro-Makrokosmosidee" eine große Rolle. Der Begriff des „Kosmos" war von dem Naturphilosophen Anaximenes (2. Hälfte des 6. Jahrhunderts v. Chr.) geschaffen worden. In ihm war der Mensch als kleine Entsprechung des Weltalls hereingestellt, und ständige Wechselwirkungen schienen zwischen ἄνθρωπος und κόσμος gegeben [16]. Aus diesem Welt- und Menschenbild dürfte der Begriff der „Idiosynkrasie" entstanden sein. Er beruhte einmal (abgeleitet vom griechischen ἴδιος, eigen und συγκεράννυμαι, mischen bzw. κρᾶσις, Mischung) auf der Viersäftelehre, griff aber in seiner Bedeutung weit in die antike Kosmologie hinüber [17].

An vier verschiedenen Stellen hatte Ptolemaios die Idiosynkrasie seiner Prägung näher erläutert. Wir entnehmen daraus, daß es sich dabei um eine individuelle körperliche und seelische Beschaffenheit, ganz im Sinne unseres

Konstitutions- und Temperamentsgedankens, handeln sollte, eben als geringfügige Verschiebung des Gleichgewichts der Säfte, die noch im Rahmen der Norm lag und an sich keine pathologischen Veränderungen zur Folge hatte, aber doch wohl leichter für pathogene Noxen empfänglich machte. Diese individuelle Reaktionsbereitschaft jedoch sollte von Geburt an vorhanden und an das Soma gebunden sein, da nach PTOLEMAIOS die körperlichen Teile früher als die Seele gebildet würden. Die „Idiosynkrasie" würde also schon im Mutterleib angelegt, würde aber erst bei entsprechenden astralen Konjunktionen, um mit den mittelalterlichen Astrologen zu sprechen, oder beim Zusammentreffen mit einem exogenen Auslösungsfaktor, um sich einer moderneren Terminologie zu bedienen, manifest [siehe 17].

Kurze Zeit später hatte der Arzt SORAN (Anfang 2. Jahrhundert n. Chr.) eine ähnliche Bezeichnung, die der „Idiosystasie", gewählt, praktisch ein Synonym der antiken „Idiosynkrasie", womit er die Entstehung von Mißbildungen im Uterus zu erklären suchte [17, 18].

Das erste Mal dürfte der Begriff der „Idiosynkrasie" im Sinne unserer Allergie von DIOSKORIDES benutzt worden sein, der ebenfalls am Ende des ersten nachchristlichen Jahrhunderts von einer „Idiosynkrasie" gegenüber gewissen Speisen und Getränken sprach, wobei allerdings das Beispiel des Weins ausgesprochen unglücklich gewählt war, weil die Frage der Alkoholintoleranz ja bekanntlich nur selten etwas mit der Allergie zu tun hat [19].

Noch deutlicher wird dieser medizinische Bezug bei GALEN, der vor allem darauf aufmerksam machte, daß man bei der Beurteilung der Medikamentenwirkung auf die „Idiosynkrasie" des Patienten Rücksicht nehmen müsse, und daß (eine sehr richtige Beobachtung) unerwartete Arzneimitteleffekte oft nicht auf das Pharmakon an sich, sondern auf die besondere, auch bei GALEN noch als angeboren angesehene Beschaffenheit des betreffenden Patienten zurückgehen könnten [20]. An drei weiteren Stellen ging GALEN wiederholt auf die „Idiosynkrasie" ein [21]. Er verknüpfte sie enger mit dem Körperlichen, aber auch für ihn verbarg sich unter dieser Bezeichnung etwas „Unverständliches", nicht näher Erklärbares, und dabei sollte es für die kommenden neunzehn Jahrhunderte bleiben.

Auch der Skeptiker SEXTUS EMPIRICUS, der Ende des 2. Jahrhunderts n. Chr. lebte und der Gruppe der Empiriker angehörte, benutzte diesen Ausdruck. Die Empiriker lehnten theoretische Systeme ab und verließen sich weitgehend auf ihr durch Erfahrung gewonnenes Wissen; ihnen mußte ein Begriff, der auf die Individualität des Menschen zugeschnitten war, besonders zusagen. SEXTUS EMPIRICUS verwandte den Terminus, wie schon GALEN, durchaus im somatischen Sinne, erklärte aber mit der Idiosynkrasie z. B. auch die Unterschiede im Phänotypus der Skythen und Inder und die Hautfarbe verschiedener Völker, andererseits aber doch auch wieder die unterschiedliche Verträglichkeit bestimmter Nahrungs- und Genußmittel [22].

Von nun an hatte die Idiosynkrasie einen festen Platz in der medizinischen Terminologie errungen. Der byzantinische Arzt OREIBASIOS (325–403 n. Chr.) z. B. überlieferte ein Fragment seines griechischen Kollegen HERODOTOS, der um 100 n. Chr. gelebt hatte [23]. Auch hierin wurde auf den Zusammenhang mit der individuellen Medikation aufmerksam gemacht. Die Kenntnis der Idiosynkrasie erleichterte dem Arzt die Anwendung wirksamer Mittel und bewahrte den Patienten vor Therapieschäden. Neben dieser engeren medizinischen Bedeutung lief aber eine weitere, mehr anthropologisch orientierte Begriffsbestimmung einher, die bis ins 19. Jahrhundert zu verfolgen ist. JOHANNES STOBAIOS z. B., der Verfasser der letzten heidnischen Anthologie im 5. nachchristlichen Jahrhundert, wollte darunter allgemein die individuelle Besonderheit verstanden wissen [24].

Schließlich sei noch darauf hingewiesen, daß im antiken Schrifttum die Benennungen ἰδιοσυγκρασία und ἰδιοσυγκρισία nebeneinander herlaufen, ohne daß erkenntlich ist, daß damit verschiedene Begriffe verbunden gewesen wären [27, 28]. Philologische Erwägungen sprechen allerdings dafür, in ἰδιοσυγκρισία den älteren Ausdruck zu sehen, da der Terminus σύγκρισις (Mischung) bereits von ANAXAGORAS (um 590–428 v. Chr.) im 5. Jahrhundert v. Chr. vor Aufstellung der Viersäftelehre benutzt wurde [29]. Auch die älteren Handschriften griechischer medizinischer Texte bieten ἰδιοσυγκρισία, und ERICH BEINTKER (1882–1961), der deutsche Übersetzer GALENS, war sogar der Ansicht, daß ἰδιοσυγκρασία erst zur Zeit der Renaissance Allgemeingut der medizinischen Sprache wurde, da diese Fassung mehr Anklang an die humoralpathologischen Anschauungen gezeigt hätte [26]. Immerhin ist es interessant, daß noch im 19. Jahrhundert zwischen „Idiosynkrisie" und „Idiosynkrasie" deutliche Unterschiede gemacht wurden, die heute längst vergessen sind. Der Herausgeber des bedeutenden medizinisch-etymologischen Lexikons z. B., EBERHARD LUDWIG AUGUST KRAUS (1777–1845), wollte unter „Idiosynkrisie" mehr die Konstitution und die Sympathie der verschiedenen Teile im Organismus, unter „Idiosynkrasie" dagegen die „eigenthümliche Empfänglichkeit für bestimmte äußere Einflüsse" verstanden wissen [30]. Er spaltete damit sozusagen die ptolemaische Begriffsbestimmung in zwei voneinander unabhängig scheinende Termini mit endogener und exogener Prävalenz auf. Heute allerdings, wo wir uns von den humoralpathologischen Anschauungen der Antike weitgehend freigemacht haben, spielt diese Frage keine Rolle mehr. Wenn man überhaupt diesen ältesten allergologischen Terminus beibehalten will, so sollte man der Einheitlichkeit wegen, und weil es das Schrifttum der vergangenen Jahrhunderte in den meisten Fällen so darbietet, doch von „Idiosynkrasie" sprechen, vor allem auch, weil das Substantiv κρᾶσις (Mischung oder Verbindung) von dem für den Terminus „Idiosynkrasie" in Anspruch genommenen Verb συγκεράννυμαι abstammt, während σύγκρισις die Zusammenstellung, den Vergleich bezeichnet und damit wohl nicht ganz den Inhalt unseres Kunstwortes ausdrückt. 1972 hat sich der besondere Kenner der griechischen Medizin FRIDOLF KUDLIEN (geb. 1928) noch einmal ausführlich mit dieser Fragestellung auseinandergesetzt [31].

In der Folgezeit beinhaltete die Idiosynkrasie zwei verschiedene Vorstellungen. Einmal galt sie, entsprechend ihrer philosophischen Grundbedeutung, weiterhin als Ausdruck merkwürdiger seelischer Phänomene, und kein Geringerer als IMMANUEL KANT (1724–1804) verband mit ihr den Begriff der Grille, der Marotte und des Steckenpferds [32]. Die seelische Komponente beherrschte auch die Nomenklatur der romantischen Medizin. ERNST HORN (1774–1848) belegte 1804 „mit eigenthümlichen Gefühlen verbundene Empfindlichkeiten für gewisse Eindrücke" mit diesem Kunstwort [33]. FRIEDRICH HUFELAND (1774–1839), der jüngere Bruder des bedeutenden Arztes, faßte sie z. B. als „negative Sympathie" auf und bezog sie auf Menschen, die generell auf Sinneseindrücke besonders stark reagieren würden [34]. KARL BERTHOLD HEINRICH (1819–1848) erwähnte in seiner 1841 erschienenen Dissertation eine „animae idiosyncrasia" [35], und JOHANN CHRISTIAN REIL (1759–1813) dehnte die Idiosynkrasie nicht nur auf, wie wir heute sagen würden, hormonell ausgelöste Stimmungsschwankungen aus, sondern auch auf das Arzt-Patientenverhältnis [36]. Noch 1878 hatte darüber hinaus der Psychiater HERMANN EMMINGHAUS (1845–1904) mit Idiosynkrasie auch den Widerwillen gegen die rote Farbe bezeichnet [37] und damit alte Vorstellungen noch einmal aufgenommen, die wir heute Antipathie nennen. Gerade dieser Begriff wird uns aber ebenfalls im Zusammenhang mit der allergologischen Nomenklatur noch begegnen.

Schon von ZACUTUS LUSITANUS (1575–1642), einem portugiesischen Arzt des frühen 17. Jahrhunderts, war auch die merkwürdige Feindschaft zwischen Hund und Hase, Katze und Maus, Fuchs und Lamm ebenso als Idiosynkrasie bezeichnet worden [38] wie von späteren Autoren die Gelüste der Schwangeren [39–41] oder die Reizung des Stiers durch das rote Tuch [42]. Weiter wurde nicht nur die Kopro-, sondern sogar die Anthropophagie mittels der Idiosynkrasie erklärt [43–45], damit ihrer moralischen Verurteilung entkleidet und von den Autoren der Aufklärung als ärztlich-wissenschaftliches Problem betrachtet. Ja sogar die merkwürdige Reaktion eines Adligen, der jeweils beim Erklingen von Lautenmusik von unbezwingbarem Harndrang ergriffen wurde, fiel in diese Kategorie [46]. Auch die Dichter benutzen bis in unsere Tage gern das aus der Medizin entlehnte Kunstwort – JOHANN WOLFGANG VON GOETHE (1749–1832) etwa bezeichnete damit seine Abneigung, eigenhändig Briefe zu schreiben [47]; HEINRICH HEINE (1797–1856) umschrieb so psychische Spaltungsvorgänge in seinem Innern [48, 49], und PAUL CLAUDEL (1868–1955) nannte ANDRÉ GIDES (1869–1951) bekannte Veranlagung „physiologische Idiosynkrasie" [50].

Andererseits lief eine betont medizinische Bedeutung des Idiosynkrasiebegriffs parallel. Dabei standen einmal konstitutionelle Gedanken wie etwa in der Erklärung von JEAN DE GORRIS (1505–1577) im Vordergrund, wie in dessen „Definitionum medicarum libri" vom Jahre 1564 [51]. Zum andern erkannte man bereits recht früh, daß das Erscheinungsbild der Idiosynkrasie durch ganz bestimmte Substanzen, die für das Gros der Menschen harmlos waren, hervorgerufen werden konnte. Schon ANDREAS LIBAVIUS (1546–1616) z. B. sah im 16. Jahrhundert die auslösende Ursache der Idiosynkrasie in Erdbeeren, Äpfeln, Rosen, Eiern und verschiedenen Arzneimitteln und nahm an, daß ein bestimmtes, z. B. in den Erdbeeren enthaltenes Gift bei disponierten Menschen krankhafte Erscheinungen auslösen würde [52]. In jener Zeit erschienen im übrigen vermehrt kasuistische Mitteilungen von, wie wir heute mit Sicherheit annehmen dürfen, allergisch bedingten Erkrankungen [3]. Hier dürfen als Modellfälle Asthmaanfälle in Gegenwart einer Katze, die vor dem Probanden sogar versteckt worden war [53], ein Fall von sog. Rosenfieber [54] und von Urtikaria nach Erdbeergenuß [55] genannt werden. Sehr früh ist auch das bis auf den heutigen Tag viele Allergiker irritierende und plagende Bettfedernasthma beschrieben worden. Schon 1786 führte es THOMAS WITHER in einer Asthmamonographie, die ein Jahr nach ihrem Erscheinen auch ins Deutsche übersetzt wurde, auf eine Idiosynkrasie zurück [56]. Der Akzent hatte sich also von dem „Milieu intérieur" auf die Umgebung des Menschen verlagert, und das Pendel sollte erst mit der Entdeckung der Anaphylaxie und Allergie wieder in die Mittellage zurückfallen.

Der Begriff der Idiosynkrasie beinhaltete aber für die Ärzte der Renaissance nicht nur negative körperliche oder seelische Reaktionen des Betroffenen, sondern auch durchaus erwünschte Effekte, in denen wir vielleicht den Keim der Immunitätslehren sehen dürfen. Idiosynkrasie konnte nämlich auch, so bei dem Freiburger Stadtarzt JOHANN SCHENK VON GRAFENBERG (1530–1598) [57] oder bei BARTOLOMEO MARANTA (Mitte 16. Jahrhundert) [58] eine besondere Giftfestigkeit und das leichtere Überstehen sonst schwerer ablaufender Infektionskrankheiten bedingen. An dieser Stelle sei daran erinnert, daß schon SEXTUS EMPIRICUS Idiosynkrasie als die Tatsache verstanden hatte, Spinnenbisse besser zu ertragen als das Gros der Mitbürger [22].

Nach wie vor war aber die Erklärung der Idiosynkrasie unbefriedigend. Da bot sich mit der sog. „Sympathie- oder Consensuslehre" eine neue Theorie an. WILLIAM CULLEN (1712–1790) hatte in der zweiten Hälfte des 18. Jahrhunderts seine Neuralpathologie geschaffen [59], und schnell war die Auffassung, daß sämtliche Lebensprozesse im Grunde vom Nervensystem gesteuert würden, daß Reiz und Reizbeantwortung die elementaren Ausdrucksmöglichkeiten des menschlichen Organismus seien, vor allem von JOHN BROWN (1735–1788, [60]) und SAMUEL AUGUSTE ANDRÉ DAVID TISSOT (1728–1797) zu einem System entwickelt worden [61]. Die zu schwache oder zu wenig elastische Konsistenz der Nervenfaser sollte nun auch die idiokrasischen Reaktionen erklären [61], und kein Geringerer als JOHANN GEORG ZIMMERMANN (1728–1795), der durch die Behandlung FRIEDRICHS DES GROSSEN (1712–1786) bekannt geworden ist, führte 1763 die Idiosynkrasie auf diese besonderen Bedingungen des Nervensystems zurück [62]. Er war an sich schon auf einem richtigen Wege, als er die Ansicht vertrat, daß die wiederholte Einwirkung eines unangenehmen Erlebnisses schließlich zur Abwehr, eben der Idiosynkrasie, führe, aber er unterschätzte die korpuskulären Allergene und darf eher als Protagonist des bedingten Reflexes gewertet werden.

Oft war jedoch die Idiosynkrasie nichts anderes als ein Sammelbegriff für alle diejenigen Erkrankungen, die man sich noch nicht recht erklären konnte. THEODOR GEORG AUGUST ROOSE (1771–1802) drückte dies in seinem 1801 erschienenen Buch mit dem merkwürdigen Titel „Krankheiten der Gesunden" recht drastisch aus [63]. Zu dieser Gruppe wurden von ihm z. B. die sog. Tagblindheit, von anderen Autoren aber auch die Reise- [40] oder die Seekrankheit [64] gezählt. In dem Augenblick, wo die Ätiologie einer solchen Krankheit aufgeklärt werden konnte, fiel sie aus der Gruppe der Idiosynkrasie heraus.

Allmählich war dieser Terminus beinahe ein leeres Wort geworden, als 1907 ALFRED WOLF-EISNER (1877–1948) diesen ältesten allergologischen Begriff mit neuem Leben zu erfüllen versuchte, indem er eine auf die gerade entdeckten Anaphylaxietheorien zugeschnittene Definition vorschlug [65]. Aber sein Unterfangen, das ehrwürdige Kunstwort zu retten, kann weder von medizinhistorischer noch von philologischer Seite als geglückt angesehen werden, und der Begriff „Idiosynkrasie" hat sich auch in dem von WOLF-EISNER gemeinten Sinne der „Überempfindlichkeit gegenüber der Einverleibung körperfremden Eiweißes" nach manchen, über acht Jahrzehnte sich hinziehenden Kämpfen nicht halten können. WOLF-EISNER übersah, daß dieser Fachausdruck nur aus der antiken Humoralpathologie heraus zu verstehen war und selbst bei der damaligen Anschauung von der Priorität humoraler über solidare Prozesse bei der Anaphylaxie die Idiosynkrasie stets als angeboren, nicht als erworben betrachtet wurde und darüber hinaus, folgt man streng der hier vorgebrachten Argumentation, schon beim ersten Kontakt mit einem auslösenden Stoff manifest werden müßte. All dies traf bei der „Eiweißanaphylaxie" WOLF-EISNERS nicht zu. Sehr bald ist deshalb in diesem Zusammenhang der Begriff Idiosynkrasie überhaupt abgelehnt und seine Ausmerzung aus der allergologischen Nomenklatur gefordert worden, wie dies nachdrücklich URBACH [66], TUFT [67], DOERR [68], ABDERHALDEN [69], HANSEN [70], SYLLA [71], KÄMMERER [72] und später SCHEIFFARTH [73] taten. PAUL KALLÓS (geb. 1902) machte 1937 vor allem mit Recht darauf aufmerksam, daß der Name Idiosynkrasie im Rahmen der Allergie nur noch historisches Interesse beanspruchen dürfe, wenn die zellständige Antigen-Antikörperreaktion heute als Grundlage der Allergie angesehen werde und sich die Idiosynkrasie, wie schon der Name sagt, ausschließlich auf humorale Vorgänge beziehe [74].

In jüngster Zeit hat die Idiosynkrasie freilich durch amerikanische Forscher eine Wiederbelebung erfahren. Bereits 1910 hatte ERNST MORO (1874–1951) von der Idiosynkrasie als „konstitutioneller Überempfindlichkeit" gesprochen [75] und damit wieder die Verbindung zwischen dem Denken der alten und der modernen Medizin hergestellt; ein Gedanke, den HUGO KÄMMERER (1878–1969) dann mit der nicht allzu glücklich gewählten „allergischen Diathese" wiederaufnahm [76]. In der Tat hätte hier der historischen Entwicklung nach die Idiosynkrasie durchaus ihren Platz gehabt. 1920 hatte dann ARTHUR FERNANDEZ COCA (1875–1945) in der Idiosynkrasie eine angeborene andersartige Reaktionsbereitschaft gesehen und sich dabei unwissentlich der antiken Definition bedient [77–79]. Schließlich ist 1955 von ETHAN ALLAN BROWN (1905–1979) vorgeschlagen worden, bei gewissen ungewöhnlichen Arzneimittelreaktionen, wie etwa der Primaquinkrankheit, von Idiosynkrasie zu sprechen [80, 81]. Von HANS-JOACHIM KÄHLER (geb. 1926) [82] und M. L. ROSENHEIM [83] wurde dieser Vorschlag aufgegriffen [84–89]. Damit wurde der uralte Begriff wieder mit neuem Leben erfüllt. Die Definition der Idiosynkrasie als angeborene abnorme Reaktion auf sonst gut verträgliche Arzneimittel oder bestimmte Nahrungsstoffe schon beim ersten Kontakt und der Beweis, daß es sich dabei im allgemeinen um einen endogen bedingten Fermentmangel handelt, lassen es auch von klinischer und historischer Seite berechtigt erscheinen, diesem ältesten Terminus wieder einen fest umrissenen Platz, wenn nicht in der allergologischen, so doch in der allgemeinen medizinischen Terminologie einzuräumen. Auch der Physiologe und Medizinhistoriker, unser Akademiemitglied KARL E. ROTHSCHUH (geb. 1908) hat in diesem Sinne eine Unterscheidung zwischen Idiosynkrasie und Allergie befürwortet. Während er die Idiosynkrasie für angeboren hält und sie als Störung der „Bionomie" durch Faktoren ansieht, die beim Gros der Mitmenschen keine Bedeutung hätten, ist für ihn Allergie eine „erworbene Veränderung der Reaktivität" [90].

Weniger Zustimmung scheint der Vorschlag von GEORG ALEXANDER ROST (1877–1970) gefunden zu haben, Allergien mit sogenannten „unbelebten Allergenen" im Gegensatz zur sehr weit gefaßten Infektionsallergie und Autoallergie als Idiosynkrasien zu bezeichnen [91]. Da ROST unter „unbelebten" Allergenen auch Schimmelpilze und Pollen verstanden wissen wollte, die eigentlich doch als belebte Materie angesehen werden müßten, wie er übrigens selbst zugab [92], wollte er für diese Gruppe lieber wieder den alten Ausdruck Idiosynkrasie einführen, wobei er diesen nun wieder nicht auf die hier zitierten Ärzte und Philosophen, sondern auf den Methodiker THESSALOS VON TRALLES (um 120 v. Chr.) und dessen Begriff μετασύγκρισις in der Bedeutung „Umstimmung der Körperbeschaffenheit" zurückführte [93]. Dazu muß bemerkt werden, daß allerdings von den Methodikern im Gegensatz zur ἰδιοσυγκρασία als mehr konstitutionellem Faktor, bei der μετασύγκρισις an einen iatrogenen Eingriff im Sinne der δίαιτα, der allgemeinen Lebensführung, gedacht wurde, also eher an ein echtes therapeutisches Prinzip [94].

Mit dem Beginn der Neuzeit tritt der Terminus Idiosynkrasie in den Hintergrund, und für die gleichen Phänomene, die früher und später mit dieser Bezeichnung belegt wurden, ist nun ein anderes Kunstwort, „A n t i p a t h i a   h u m a n a", anzutreffen, das heute wieder vollständig aus der allergologischen Nomenklatur verschwunden ist und nur noch in der psychologischen Fachsprache Verwendung findet. Diese Antipathie hat interessanterweise genau den entgegengesetzten Begriffswandel durchgemacht wie die Idiosynkrasie [2]. War diese ursprünglich ein philosophischer Begriff, der sich erst allmählich mit medizinischem Gehalt füllte, so beinhaltete die Antipathie zusammen mit der Sympathie primär somatische Auswirkungen gegenüber negativen (antipathischen) oder positiven (sympathischen) Impulsen jeglicher Art. Dabei glaubte man an ein besonderes Fluidum, eine Art „Aether vivax", der von einem bestimmten Subjekt oder Objekt auf die betroffene Person überstrahlen sollte. Als Modellfall wurde die Wirkung des Magneten angesehen, der bestimmte Stoffe anziehen, andere dagegen abstoßen kann. Die Abneigung gegenüber bestimmten Menschen und Tieren, die Unverträglichkeit gegenüber einzelnen Nahrungs-, Genuß- und Arzneimitteln, aber auch abnorme Reaktionen gegenüber Gerüchen, Geräuschen usw. wurden durchaus als physisch begründet angesehen. So ist es auch kein Wunder, daß FRANZ ANTON MESMER (1734–1815) diese Antipathie auf den sogenannten „tierischen

Magnetismus" zurückführte [95]. Die unerklärlichen Beziehungen zwischen auffälligen pathologischen Erscheinungen und bestimmten, sonst harmlosen Umwelteinflüssen schienen hierdurch eine gewisse Erklärung zu finden. Diese Bezeichnung wurde jedoch oft auch zur Deklarierung von allergisch bedingten Erkrankungen benutzt, wie etwa des Katzenasthmas, bei JOHANN LUDWIG HANNEMANN, der 1684 eine „Antipathia cum felibus" beschrieb [96], wobei wiederum ein bewußt versteckter Kater asthmatische Erscheinungen bei einem Allergiker auslöste. Der schon erwähnte LIBAVIUS hatte dieser Antipathie ein ganzes Kapitel seines 1599 erschienenen Werkes „Singularia" gewidmet und dort u. a. verschiedene Nahrungsmittel wie Käse, Milch, Butter und Eier als Noxen aufgeführt [97]. FRANZ MATHIAS HERTOD hatte von einer „Antipathia panis" berichtet [98], und auch das bekannte Rosenfieber, hinter dem sich mit größter Wahrscheinlichkeit unser Heufieber verborgen haben dürfte [2, 99], wurde etwa von GIUSEPPE LANZONI (1665–1730) neben vielen anderen Zwischenfällen auf eine derartige Antipathie zurückgeführt [100].

Im 19. Jahrhundert nahm der Antipathiebegriff festere Formen an und wurde im Zuge des Vordringens der Neuralpathologie als Reaktion des Nervensystems auf bestimmte Außenweltreize aufgefaßt. Die Wurzeln dieser Auffassung gehen indes schon auf HEINRICH PETRAEUS (1589–1620) zurück, der 1615 in seinem Werk „Nosologia Harmonica" annahm, daß der Rosenkatarrh, den er auf eine „Frigiditas" der Riechnerven zurückführte, durch Weiterleitung „per sympathiam" ins Gehirn gelange. Er erklärte damit die Allgemeinerscheinungen, etwa an Augen und Bronchien [101]. TISSOT schließlich machte diese nervale Beziehung zwischen Antipathie und exogenen Noxen besonders deutlich [102].

Aber von nun an ging die ursprüngliche, mehr somatische Bedeutung zugunsten einer psychischen langsam weiter verloren. Hielt noch GEORG PROCHASKA (1749–1820), der Wiener Anatom und Physiologe, 1780 die Antipathie für eine Untergruppe der Idiosynkrasie [103], so wurde 1876 mit dem Vorschlag des amerikanischen Neurologen GEORGE MILLER BEARD (1839–1883), die Gänsehaut als Reaktion auf das Reiben eines Radiergummis, das Feilen einer Säge oder das Berühren einer Pfirsichhaut als Antipathie zu bezeichnen [104], vollends das Gebiet der Medizin verlassen. Auch wenn dieser Begriff noch einmal in einem solchen Zusammenhang bei WILLIAM PHILLIPPS DUNBAR (1863–1922) [105] und GEORG STICKER (1860–1960) [106] in ihren Heufiebermonographien auftauchte, so ist er heute eigentlich vollständig aus der ärztlichen Terminologie verschwunden. Wir bedauern dies nicht, denn es handelte sich hier um einen viel zu weit gefaßten, viel zu schillernden Begriff, als daß seine Beibehaltung für die Allergologie von Wert gewesen wäre. Nur der Historiker der Allergie muß seine frühere Bedeutung und seinen Begriffswandel kennen. Sie sind ihm ein Schlüssel für das Verständnis alter Quellen.

Viel gebraucht wurde der einzige deutsche Terminus „Überempfindlichkeit", der bald, zuerst von den Amerikanern, als „Hypersusceptibility" bzw. „Hypersensibilisation" ins Englische übernommen wurde. Dieser Begriff ist zwar wesentlich jünger als die der Idiosynkrasie und der Antipathie, aber auch er entstammt noch der Zeit vor der Entdeckung der Anaphylaxie. Obwohl bereits 1929 ROBERT DOERR (1871–1952) darauf hingewiesen hatte, daß nicht zuletzt aus diesem Grunde die Bezeichnung zu Mißverständnissen führen müsse [107], hat ihn doch kein Geringerer als SAMUEL M. FEINBERG (geb. 1895) in seinem bekannten Lehrbuch „Allergy in Practice" gewissermaßen als Oberbegriff benutzt, wenn er die Anaphylaxie als „Hypersensitiveness in animals" und die Allergie als „Hypersensitiveness in man" deklarierte [108].

Doch wird auch dieser Begriff der spezifischen Reaktionsfähigkeit, wie wir dies bei der Anaphylaxie und der Allegie postulieren müssen, nicht voll gerecht. Denn die „Überempfindlichkeit" setzt voraus, daß der betreffende Träger auf alle Reize entsprechend überschwellig reagiert. Er bezieht sich also eigentlich auf die gesamten Umweltbedingungen. Der Versuch, die Bezeichnung für die Allergie zu retten, indem man mit ERICH URBACH (1893–1946) von einer „allergischen" und „nichtallergischen Überempfindlichkeit" sprach [109], ging an der Tatsache vorbei, daß die allergischen Mechanismen nicht auf „Über-" sondern auf „Andersempfindlichkeit" beruhen, worauf schon 1941 CORNELIUS PREISICH hinwies [110]. Man müßte ja sonst erwarten, daß für das Manifestwerden allergisch bedingter Krankheiten nur die Reizschwelle, nicht jedoch die Antigen-Antikörperreaktion mit ihrer konsekutiven Wirkstoff-Freisetzung und deren Auswirkung am Histion entscheidend sei. Auch ROST machte darauf aufmerksam, daß die „Überempfindlichkeit" eine allgemeine normale Empfindlichkeit gegenüber den allergisierenden „Substanzen" voraussetze, was üblicherweise nicht der Fall ist [111], und lehnte den Begriff als irreführend für die Allergologie ganz ab [112].

Dagegen ist es historisch und inhaltlich durchaus berechtigt, von einer „Toxinüberempfindlichkeit" zu sprechen und in diesem Sinne ist der Begriff, ein Kind der neu aufkommenden Bakteriologie und Immunitätslehre, auch zum ersten Male 1893 von EMIL BEHRING (1854–1917) gebraucht worden. Es ist heute allerdings schwer zu entscheiden, ob BEHRING eine echte Toxinüberempfindlichkeit oder ein anaphylaktisches Phänomen meinte [113], als er mit „Überempfindlichkeit" das merkwürdige Verhalten von Versuchstieren bezeichnete, im Laufe der Immunisierung mit Diphtherie- oder Tetanustoxin, anstatt höhere Dosen besser zu vertragen, wie es die Regel war, mit schweren „Vergiftungserscheinungen" im Sinne einer sogenannten „paradoxen" Reaktion [114] zu reagieren. An einer Stelle seines Buches über „Infection und Desinfection" wird dann allerdings deutlich, daß BEHRING durchaus allergische Prozesse gemeint hatte. Dort verwies er nämlich auf die Tuberkulinversuche von ROBERT KOCH (1843–1910) aus dem Jahre 1890 [115], die die Grundlage der Tuberkulinreaktion bildeten, und benutzte bewußt für die von der beim unbehandelten Tier verschiedenen Reaktionsweise tuberkulöser Meerschweinchen auf Tuberkulin die Bezeichnung „Überempfindlichkeit" [116]. Waren die bisherigen Beobachtungen von BEHRING und seinen Schülern [114, 117] mehr sporadischer Natur, so sicherten 1903 CLEMENS VON PIRQUET (1874–1929) und BELA SCHICK (1877–1967) diesem Begriff in ihrer berühmt gewordenen Arbeit mit dem bezeichnenden Titel „Überempfindlichkeit und beschleunigte Reaktion" einen neuen, fest umrissenen Platz [118]. Sie erklärten nunmehr die „Überempfindlichkeit" als Reaktion des Organismus gegenüber einer zweiten Berührung mit bestimmten Antigenen und stellten damit, indem sie die „Überempfindlichkeit" aus dem Rahmen des Zufälligen heraushoben, feste Regeln auf.

Der erste, der dieses Kunstwort dann direkt auf das allergische Geschehen anwandte, war FRANZ HAMBURGER (1874–1954). Er betrachtete 1908 die Immunität und Überempfindlichkeit als Antipoden des neuen Oberbegriffs Allergie [119]. COCA sorgte dann, wie schon erwähnt, 1920 dafür, daß die „Hypersensitiveness" ein Come back in der amerikanischen Literatur erfuhr [77]. Die Tatsache, daß in den letzten Jahren als auslösende Ursachen der Allergien vom Soforttyp Immunglobuline vom Typ IgE aufgefunden wurden [120], läßt doch wieder die Vorstellung von der Überempfindlichkeit eines allergisch gewordenen Organismus in den Vordergrund treten.

Auch die Benennung „Anaphylaxie", die in der Geburtsstunde eines neuen Wissenschaftszweiges entstand, war keine allzu glückliche. Dennoch darf die Aufstellung dieses neuen Kunstwortes im Jahre 1902 heute aus medizinhistorischer Sicht als eine Großtat der Medizin gewertet werden. Schon längst vor der ersten Mitteilung ihrer zu dieser Namensgebung führenden Befunde vor der Pariser „Société de Biologie" durch CHARLES RICHET (1850–1935) und PAUL PORTIER (1866–1962) [121] sind verschiedentlich in der medizinischen Literatur Berichte über merkwürdige Zwischenfälle nach mehrmaliger Einwirkung der gleichen eiweißhaltigen Noxe erschienen, über die ich 1960 berichtete [122], aber keiner der Autoren, RICHET eingeschlossen, der bereits 1898 dicht vor der Lösung des Rätsels stand [123], zog daraus weitere Konsequenzen.

Ausgehend von Versuchen im Jahre 1901 an Bord der Jacht des Fürsten von Monako ALBERT I. (1848–1922) „Princesse Alice II", das Gift bestimmter Quallenarten zu gewinnen und zu testen, kam es am 10. Februar 1902 im Pariser Laboratorium von RICHET und PORTIER zu dem folgenschweren Versuch mit Seeanemonenextrakt bei dem Hunde „Neptune", der zum Tode des Tieres führte und in einem Protokoll festgehalten wurde. 1958 hat über diese interessante Vorgeschichte der Anaphylaxie der damals 93 Jahre alte Mitentdecker PORTIER selbst berichtet [124]. Schon vor dem Zwischenfall mit dem Hunde „Neptune" hatte PORTIER bei mehrmaliger Einspritzung von Aktiniengift anstatt der erwarteten Immunität eine auffällige Verminderung der Giftfestigkeit gefunden. RICHET glaubte jedoch eher an eine Verwechslung von Tieren und ließ die Versuche wiederholen. „Excepter les choses stupides" habe er nach PORTIER verlangt. Bei der Wiederholung stellte sich das gleiche Ergebnis ein, und der Todesfall des Hundes Neptune, der sogleich seziert wurde [125], ließ RICHET sofort erkennen, daß hier ein besonderes Phänomen vorliegen müsse. „Nous avons découvert un phénomène nouveau, il le faut baptiser" soll er ausgerufen haben, während PORTIER sich nach seinen eigenen Worten mit der Erklärung einer Überempfindlichkeit zufrieden gegeben habe. Augenblicklich hätte RICHET ein kleines griechisches Wörterbuch ergriffen, nachdem er PORTIER nach einem griechischen Namen für Immunität gefragt habe, der diesem nicht geläufig war, und hatte an eine heute noch im Pariser Physiologischen Institut existierende Tafel das Wort φύλαξις geschrieben und ihm, philologisch durchaus berechtigt, ein α privativum vorgesetzt. Nur weil diese Komposition nicht eindrucksvoll genug klang, hätten sich die beiden Forscher dann zu der sprachlich unglücklichen Fassung „Anaphylaxie" entschlossen. Dies erklärt nun hinreichend die philologische Unexaktheit des Terminus, der nicht nach reiflicher Überlegung, sondern in einem augenblicklichen Entschluß entstand, denn, wie schon verschiedentlich von MORO [126], DOERR [127, 128] und URBACH [129] dargelegt wurde, RICHET hätte, da er damals eine Schutzlosigkeit gegenüber parenteral verabfolgten, vermeintlichen Toxinen ausdrücken wollte, die Benennung „Antiphylaxie" oder allenfalls doch „Aphylaxie" wählen müssen. Ἀνά bedeutet im Griechischen nur ganz gelegentlich in dichterischen Formen das Gegenteil von πρό, heißt aber meist „hinauf, hindurch". Darüber hinaus war es auch RICHET bald klar, daß bei dem von ihm beobachteten Phänomen von „Schutzlosigkeit" nicht die Rede sein konnte, und daß seine Wortwahl daher nicht sehr glücklich war. Aber es schien ihm wichtiger, dem neuentdeckten Phänomen überhaupt einen Namen gegeben zu haben, um damit dessen Stellung im Rahmen der Immunologie klarer zu umreißen, und die Entwicklung gab ihm recht [130].

Der Begriff der Anaphylaxie hat sofort Eingang in die medizinische Fachsprache gefunden; ein Jahr später begegnen wir ihm, allerdings in korrumpierter Form mit zwei „ll" in den Veröffentlichungen von MAURICE ARTHUS (1862–1945), der den Irrtum RICHETs von der primären Giftwirkung richtigstellte, als es ihm gelang, das nach ihm bezeichnete Phänomen, die „anaphylaxie locale" auch mit artfremdem Leerserum oder Buttermilch auszulösen [131]. War man zuerst noch der Ansicht, daß die Anaphylaxie nur durch mehrfache parenterale Injektionen zu erzeugen sei, so bewiesen 1906 MILTON JOSEPH ROSENAU (1869–1946) und JOHN F. ANDERSON (1873–1947) aus dem Hygiene-Institut der amerikanischen Marine, daß unter gewissen Bedingungen auch eine „alimentäre Anaphylaxie" – der Name stammt von dem Pariser Pädiater VICTOR HUTINEL (1849–1933) [132] – eine bedeutende Rolle spielen konnte [133]. Als schließlich RICHARD OTTO (1872–1940) 1906 die Übertragung der anaphylaktischen Reaktionsbereitschaft auf andere, nicht vorbehandelte Tiere als „passive Anaphylaxie" bezeichnete [134], und ALEXANDRE BESREDKA (1870–1940) 1907 die von ihm herausgearbeitete „désensibilisation brusque" – übrigens ebenfalls eine unglückliche Benennung, über deren Vorgeschichte 1959 SCHMIDT und GRABAR berichteten [135] – Antianaphylaxie nannte [136], der damit ebenso irrtümlich ein „retour à l'état normal" erzwingen zu können glaubte [137], hatte der von RICHET eingeführte Begriff weiter an Boden gewonnen.

Ursprünglich war die Anaphylaxie zwar ausschließlich eine Bezeichnung für die tierexperimentell ausgelösten Phänomene, und noch 1920 arbeitete COCA die Unterschiede zur Allergie ganz scharf heraus, da letztere als angeborene Überempfindlichkeit nur beim Menschen vorkommen sollte [78]. Aber schon 1906 hatten WOLF-EISNER die Ähnlichkeit anaphylaktischer, tierexperimenteller Befunde mit denen des Heufiebers [138] und 1909–1910 BIEDL und KRAUSS [139], BÉAL [140], GILETTE [141], DEBESCHE [142] und vor allem SAMUEL JAMES MELTZER (1851–1920) [143] ähnliche Zusammenhänge mit dem Asthma bronchiale gefunden. Damit wurde die Anaphylaxie ihres engen tierexperimentellen Gewandes entkleidet und auf die klinischen Krankheitsbilder übertragen [144].

Bald bildeten sich zwei Richtungen, eine dualistische und eine unitaristische Erstere zählte zu ihren Vertretern HANS SCHMIDT (1882–1975), der zwei verschiedene Antikörper bei Mensch und Tier als Verursacher anaphylaktischer und allergischer Reaktionsweisen für möglich hielt [145], und ERICH LETTERER (geb. 1895), der zwischen einer „anaphylaktisch-hyperergischen Allergie mit anaphylaktischem Antikörper" und Frühreaktionen vom Arthus-Typ und einer „dysregulativen Form mit allergischem Antikörper" und Spätreaktionen vom Tuberkulintyp unterscheidet [146]. Letztere verteidigten DOERR [147], ABDERHALDEN [148] und KÄMMERER [149]. Sie und manche anderen setzten Anaphylaxie mit der Allergie gleich und schlossen sich der Forderung von ROST an, ganz auf die Verwendung des Terminus Anaphylaxie zu verzichten [150].

Der Begriff „Allergie", der heute das ganze Gebiet der betrachteten Erscheinungen sowohl in ihrer theoretisch-experimentellen als auch in ihrer klinisch-praktischen Bedeutung umfaßt, wurde ebenso wie der der Anaphylaxie sozusagen ad hoc geschaffen. Ein Jahr nach der Mitteilung von RICHET und PORTIER, aber noch vor der Veröffentlichung von ARTHUS, übergab der damalige Assistent an der Wiener Kinderklinik CLEMENS VON PIRQUET (1874–1929) am 2. April 1903 der „Wiener Akademie der Wissenschaften" einen versiegelten Brief, in dem er seine mit seinem Mitarbeiter SCHICK ausgearbeiteten Ansichten über die Serumkrankheit niedergelegt hatte [151, 152], und in einer kurz darauf erschienenen Veröffentlichung in der „Wiener klinischen Wochenschrift" wurde der Begriff der „Serumkrankheit" als einheitliches Krankheitsbild fest umrissen [153]. Das erste Manuskript wurde dagegen erst 1908 veröffentlicht. Diese Untersuchungen ließen die beiden Wiener Pädiater beim Auftreten der Serumkrankheit gewisse Gesetzmäßigkeiten erkennen, die sie auch in der Inkubationszeit gewisser Infektionskrankheiten und bei der Vakzination wiederzufinden glaubten [154, 155]. Entgegen der bisher geltenden Auffassung, daß nämlich dem Manifestwerden einer Infektionskrankheit eine massive Vermehrung der Erreger vorausgehen sollte, deren Ekto- und Endotoxine dann in größeren Mengen frei würden, erkannten die beiden Autoren, daß Antigen-Antikörperreaktionen dafür verantwortlich sein mußten, da bei der Serumkrankheit mit ähnlichen Erscheinungen nach Injektionen von sterilem Serum diese bakteriologische Theorie nicht zutreffen konnte. Die Verkürzung der Inkubationszeit nach Zweitinjektion von Serum, die sog. „beschleunigte Reaktion", stützte ihre These. PIRQUET erweiterte dann seine Theorie, indem er ausschließlich durch subtile klinische Einzelbeobachtungen nicht nur bei Patienten mit Serumkrankheit, sondern auch bei solchen mit Pockenpusteln, Lues oder Tuberkulose seine These von der veränderten Reaktion des Organismus auf den wiederholten Kontakt von bestimmten Antigenen belebter oder unbelebter Natur bei diesen Krankheitsbildern bestätigt fand [156], während er überraschenderweise den seine Ansicht stützenden tierexperimentellen Befunden der französischen Forscher kaum Beachtung schenkte. In seiner grundlegenden Arbeit zur Allergie 1906 [156] zitierte er zwar ARTHUS und seine Arbeit, ohne daß aber dessen Argument schon in seinem Gedankengebäude eine große Rolle gespielt hätten. Ebenso wie RICHET hatte aber auch PIRQUET klar erkannt, daß für die von ihm entdeckte, bisher praktisch unbekannte Reaktionsweise des Organismus auf den Zweitkontakt mit bestimmten Substanzen ein eigener Name wichtig war, wenn eine Verständigung mit allen auf diesem Gebiet arbeitenden Forschern gewährleistet werden sollte.

Freilich hatte PIRQUET ebensowenig wie RICHET mit der philologisch exakten Wahl seines Namens eine glückliche Hand, worauf mit besonderem Nachdruck schon ROBERT RÖSSLE (1876–1956) [157] sowie WALTHER KELLER (1894–1967) [158] und MAX SAMTER (geb. 1908) [159] hinwiesen. Die Bezeichnung „Allergie" ist in der von PIRQUET 1906 angegebenen griechischen Ableitung sprachlich nicht möglich [156]: Ἄλλος kann nicht ohne weiteres mit ἔργον gekoppelt werden. Bildungen wie κακουργία (das Schelmenstück) zeigen, daß Allergie falsch gebildet ist, der o-Stamm muß erhalten bleiben, und das Kunstwort müßte folglich ἀλλουργία lauten [160]. Schließlich bedeutet aber ἔργον im Griechischen in erster Linie „Handlung, Ausführung" und ist also eine Tätigkeit, während der Inaugurator des neuen Kunstwortes doch eher an eine mehr passive Reaktionsbereitschaft dachte. Darüber hinaus existiert ein besonderes griechisches Wort ἐργεία, das diese Passivität wiedergeben könnte, weder im klassischen noch im byzantinischen Griechisch, allenfalls ist ἐργασία möglich, womit aber noch stärker die Tätigkeit selbst, das „Wirken", ausgedrückt würde [161].

Wir müssen also feststellen, daß bei der Wahl des Namens, der den Sieg über alle anderen allergologischen Termini davongetragen hat, mehrere philologisch erheblich ins Gewicht fallende Fehler unterlaufen sind. Daß PIRQUET unter dem von ihm kreierten Begriff in erster Linie Erscheinungen auf Grund einer Antigen-Antikörperreaktion verstanden hatte, beweist schon sein Vorschlag, die auslösenden Reaktionskörper „All-Ergene" zu nennen [156], während er das Reaktionsprodukt, also den Antikörper, schon vor der Bildung des Begriffs „Allergie" als „Ergin" bezeichnet hatte, ein Ausdruck, der sich jedoch nicht eingebürgert hat [162].

Von vornherein hatte PIRQUET seinen neuen Begriff jedoch breit angelegt und, wenn er sich bei seiner Argumentation auch nicht besonders auf sie stützte, die tierexperimentelle Forschung keineswegs ausgeklammert. Freilich verwässerte er die anfangs strengere Begriffsbestimmung, als er dann später „jede andersartige Reaktion" in die Gruppe der Allergie aufnahm und 1929 in seinem letzten Lebensjahr sogar von einer „Allergie des Lebensalters" sprach [163]. So finden die Vertreter der Beschränkung der Allergie auf Krankheitsbilder mit Antigen-Antikörperreaktion, wie es auch die Empfehlung der internationalen Nomenklaturkommission vorsieht [164], in PIRQUET ebenso ihren Gewährsmann wie die Gelehrten, die den Bogen der „Überempfindlichkeit" weiter spannen wollen. Während dementsprechend als Allergene einmal nur chemisch definierte Substanzen verstanden werden [164], sollen nach anderer Meinung auch physikalische Reize zur Allergie führen können.

Ebenso wie im Gefolge der Anaphylaxie sind nach Einführung der Bezeichnung „Allergie" zahlreiche Kombinationen glücklicher oder unglücklicher Prägung in die medizinische Nomenklatur eingeführt worden. Das Wort Allergie selbst hatte sich nach dem Ersten Weltkrieg dank der Empfehlungen Doerrs [165, 166] und der Bemühungen amerikanischer und, etwas zurückhaltender, da sie länger an der „Anaphylaxie" festhielten, französischer Autoren [167] als Oberbegriff durchgesetzt.

Zählen wir zuerst kurz die nach unserer Meinung nicht voll berechtigten Epitheta auf: Kein Verständnis wird man für die Benennungen wie „Non allergic Allergy" [168], „Pseudoallergie" [169] oder „Allergie ohne Allergen" [170] aufbringen, wenn damit psychoneurotische Erscheinungsbilder oder Symptome im Sinne des bedingten Reflexes gemeint werden. Man soll, um mit Erich Fuchs (geb. 1921) und Wilhelm Gronemeyer (geb. 1912) zu sprechen, nicht „Seelisches als Antigen" erscheinen lassen [171]. Brown hat glücklicherweise die Benennung „Non allergic Allergy" bei der Primaquinkrankheit zugunsten der Bezeichnung „Idiosynkrasie" verlassen, und man kann ihn auch als Medizinhistoriker zu dieser Wahl nur beglückwünschen [172]. Ebenso unglücklich scheint die Bezeichnung „Konstitutionelle Allergie" zu sein [173], da die erworbene allergisch bedingte Reaktion im Gegensatz zur angeborenen bei der Idiosynkrasie sowohl von dem Erfinder des Kunstworts Pirquet betont, als auch durch den bisherigen Sprachgebrauch sanktioniert wurde. Auch scheinen uns Termini wie „Psychoallergie", „Emotional Allergy" oder „Allergy to Life" zu verwerfen zu sein [174]. Dagegen dürfte die 1942 von Heinrich Pette (1887–1964) geprägte Bezeichnung „Neuroallergie" durchaus eine Daseinsberechtigung besitzen [175]. Umstritten bleibt noch die „physikalische Allergie", die William Waddel Duke (1883–1945) erstmals erwähnte [176], oder auch die „Tumorallergie" [177] sowie die „physiologische Allergie" von Schick, womit der Zustand der latenten Allergiebereitschaft bezeichnet wurde [178]. Wenn man wieder zwischen Idiosynkrasie und Allergie trennen und die Begriffe gemäß ihrer ursprünglichen Bedeutung benutzen will, müßte eigentlich auch die „allergische Diathese" Kämmerers, die dieser 1926 in die medizinische Fachsprache einführte, beanstandet werden [76].

Aber hier befinden wir uns sicher an der Grenze zu den positiv zu bewertenden weiterführenden Benennungen. An erster Stelle wäre hier die „Parallergie" von Moro und Keller zu nennen, die diese für eine „durch spezifische Allergie induzierte Reaktionsweise des Organismus gegenüber unspezifischen Reizstoffen belebter oder unbelebter Natur" schufen [179, 180]. KELLER benutzte dafür eine eindrucksvolle Metapher [181]. „Co-Anaphylaxie" [182] und „Heteroallergie" [183] beinhalten ähnliche Phänomene. Doch bestehen bestimmte Unterschiede. Während mit „Co-Anaphylaxie" mehr auf die unterschiedliche Reaktion auf bestimmte Nahrungsstoffe, z. B. Milch, abgestellt wird, handelt es sich bei der „Heteroallergie" um die Verstärkung einer allergisierenden Noxe durch ein anderes, bereits latent oder manifest vorhandenes Allergen, und bei der „Parallergie" um die Durchbrechung des spezifischen Prinzips zu Beginn einer Umstimmung, also um eine Art Alarmreaktion des Organismus.

Die Aufstellung des Parallergiebegriffes zog weitere ähnliche Termini nach sich. 1932 führte RÖSSLE als Oberbegriff für alle klinischen und experimentellen Erscheinungen der Andersreaktionen die Bezeichnung „Pathergie" ein [184]. Damit wollte er dem Bedürfnis Rechnung tragen, sämtliche diesbezüglichen pathologischen Reizantworten unter einem Begriff zusammenzufassen. Die Termini „Nomergie" und „Phylergie" von ECKART BUDDECKE (geb. 1923) [185] für die nach Erstberührung mit einem Allergen erfolgende und die später sog. „schutzbringende Allergie" sollten die „krankmachende Allergie", die „Pathergie" RÖSSLES, komplettieren. Bei der „Metallergie" URBACHS [186] stand die Existenz einer zweiten Art von Antigen, des Metallergens im Vordergrund, das nach längerer Latenz in einem bereits allergisierten Organismus, obwohl nicht mit dem Primärallergen identisch, doch gleiche oder ähnliche Erscheinungen auslösen sollte, im Grunde ein entbehrlicher, da bereits durch die Parallergie vertretener Ausdruck.

Im Zusammenhang mit dem Versuch, Begriffe für die ohne oder außerhalb der Antigen-Antikörperreaktion ablaufenden Prozesse zu finden, sei auf LETTERERS „dysregulative Allergie" [187] und daneben auf LUDWIG HEILMEYERS (1899–1969) Wiederaufnahme eines alten Begriffs, der „Allophlogistie", für eine allgemein veränderte Entzündungslage neben oder ohne Antigen-Antikörperreaktion [188] hingewiesen, während 1925 der Pharmakologe WOLFGANG HEUBNER (1878–1957) die Gesamtheit aller Reaktionen auf chemische, toxische oder physikalische Reize als „Allobiose" bezeichnete [189]. Eine philologisch befriedigende Bezeichnung ist sicher auch die „derivative Allergie" von FUCHS, womit die merkwürdigen allergischen Erscheinungen durch Vermittlung eines selbst nicht erkrankten Überträgers, z. B. durch Schweiß des penicillinbehandelten Patienten, der Ekzeme bei der Krankenschwester auslöst usw., benannt werden [190]; weiter ebenfalls die von ERICH HOFFMANN (1878–1957) 1930 geschaffene Globalbenennung „Allergose" für alle durch Allergie hervorgerufenen klinischen Syndrome [191]. HOFFMANN war übrigens wohl der einzige, der die exakte griechische

Bezeichnung ἐργασία in einem Kunstwort für allergisch bedingte Gewerbekrankheiten, die „Ergasidermatosen", benutzte [192].

Es bleibt noch ein kurzes Wort über eine aus der Neuen Welt zu uns gekommene Bezeichnung, die „A t o p i e". Seit 1914 versuchte COCA nachzuweisen, daß es wesentliche Unterschiede zwischen dem tierexperimentell ausgelösten anaphylaktischen Schock und den allergischen Krankheitsbildern gäbe, denn der anaphylaktische Schock konnte praktisch bei jedem Meerschweinchen nach entsprechender Vorbereitungszeit ausgelöst werden, dagegen litten nur ein bis zwei Prozent der Gesamtbevölkerung an einer Pollenallergie, obwohl doch zur Heufiebersaison alle Bevölkerungsschichten weitgehend gleichmäßig den allergisierenden Pollen ausgesetzt waren. Auf Grund der Erfahrungen mit dem „Prausnitz-Küstnerschen-Übertragungsversuch" postulierte dann COCA 1922 mit seinem Mitarbeiter ROBERT ANDERSON COOKE (geb. 1880), daß zwei unterschiedliche pathogenetische Mechanismen für die tierexperimentelle und menschliche Anaphylaxie bzw. Allergie existieren müßten. Er suchte nun für die menschliche Allergie einen neuen Ausdruck zu finden und hat auf Vorschlag des New Yorker Altphilologen EDWARD D. PERRY (1856–1938) den Begriff „Atopie" vorgeschlagen, der auf das altgriechische Wort ἀτοπία zurückgeht, das bei vielen griechischen Klassikern zu finden ist [193]. Ursprünglich bedeutete das Adjektiv ἄτοπος, daß sich etwas nicht am rechten Ort befand, was von den Griechen als Störung ihrer Harmonie angesehen wurde und daher auf auffällige und wohl auch negativ bewertete Phänomene übertragen wurde. So bekam der Begriff die Bedeutung von etwas Auffallendem, Ungewöhnlichem, ja sogar wohl auch Verschrobenem und Unerklärbarem. In Beziehung zur Medizin taucht der Topos zum ersten Mal in PLATONS „Phaidron" als ἀτοπία παθούς auf.

Der Ausdruck sollte nach COCA alle diejenigen allergischen Erkrankungen beim Menschen erfassen, bei denen keine eindeutige, auf einen vorhergehenden Kontakt mit einem Allergen beruhende Ursache gefunden werden konnte [194], und die, wie er damals noch annahm, hereditären Ursprungs seien. Darunter faßte er Krankheitsbilder wie das Heufieber, das Asthma bronchiale und das damals noch als endogenes Ekzem bezeichnete Hautleiden, das später als „atopische Dermatitis" bekannt wurde [195], zusammen. Davon grenzte er die Anaphylaxie im Tierversuch und die Infektionsallergie ab, und er postulierte damals bereits für die Atopie bestimmte sogenannte atopische Reagine, die er in gewissen Gegensatz zu den sog. klassischen Antikörpern stellte. Er glaubte freilich noch, daß diese Reagine angeboren seien, rückte aber später von dieser Theorie etwas ab.

Die Lehre von der Atopie wurde in dem Augenblick scharf angegriffen, als es gelang, „Prausnitz-Küstner-Versuche" auch beim Affen durchzuführen, und als man erkannte, daß auch Tiere, wie Pferde und Hunde, an einem Heufieber erkranken konnten. So kam es nach dem Ersten Weltkrieg zu einer entschiedenen Ablehnung der Lehre von der Atopie, von der sich nur der schon erwähnte Begriff der „atopischen Dermatitis" in den Vereinigten Staaten gehalten hat. Nach dem Zweiten Weltkrieg setzte vor allem durch die Bemühungen holländischer Forscher, hier sei vor allem REINDER VOORHORST (geb. 1915) genannt [196], eine Renaissance ein, wodurch der Begriff des „atopischen Syndroms" in die Literatur wieder eingeführt wurde. VOORHORST erkannte wohl als erster, daß die in dieser Gruppe subsumierten Krankheitsbilder zu den Allergien vom Sofortreaktionstyp gehörten und sich deutlich von den anaphylaktischen Reaktionen abgrenzen ließen.

1966 gelang es dann dem Ehepaar KIMISHIGE (geb. 1925) und TERUKO ISHIZAKA (geb. 1926), die bisher hypothetischen Reagine als Immunglobulinkörper des Typs IgE zu erkennen [120], so daß mit ihren Arbeiten eine neue wissenschaftliche Basis für das Verständnis der allergischen Krankheiten gelegt wurde, die von prinzipieller Bedeutung war. Sehr komplizierte Fragen entstanden, auf welche Weise diese IgE-Körper im Organismus produziert werden. Dies geht über bestimmte sog. „B-Lymphozyten", die nur beim Allergiker wirken, der offensichtlich dafür bestimmte zellständige Rezeptoren besitzt, und schließlich kommt es dann zur Ausschüttung von sog. „Mediatorsubstanzen" wie Histamin, Azetylcholin, dem immer noch hypothetischen Anaphylatoxin oder sog. Slow reacting substances.

Aber ihre Darstellung kann nicht mehr Aufgabe dieses Vortrages sein. Dies sind Probleme, die vor allem die Immunologen und Allergologen interessieren dürften und die sich noch weltweit in der Diskussion befinden. Aber es darf doch wohl die Frage erlaubt sein, ob bei der Allergie schädliche oder nützliche Reaktionsmechanismen im Vordergrund stehen und ob eine Über- oder eine Andersempfindlichkeit die Grundlage der allergischen Phänomene bilden Diesen neuen Vorstellungen hat der englische Forscher ROBERT ROYSTON AMOS COOMBS vier Allergietypen zugrunde gelegt, die freilich nicht unumstritten geblieben sind [197]. Neben einer anaphylaktischen Gruppe durch IgE an Mastzellen fixierter Antikörper mit den Sofortreaktionen bei Urtikaria, Quincke-Ödem, Asthma bronchiale, Heufieber und dem anaphylaktischen Schock hat er eine zytotoxische Gruppe bei Arzneimittelallergien und Blutgruppeninkompatibilitäten, einen Immunkomplex-Typ mit lokalen Reaktionen, wie beim „Arthus-Phänomen" und bestimmten Gewerbekrankheiten, sowie eine durch T-Lymphozyten vermittelte, spezifisch zelluläre Reaktion unterschieden, wie sie bei der Kontaktdermatitis, bei autoallergischen Prozessen, den Infektionsallergien und der Tumorimmunität vorkommen können.

Während bei einer Reihe von allergischen Krankheiten in der Tat sinnvolle Abwehrreaktionen beobachtet werden können, sind andere weniger günstig und führen zu schweren bis lebensgefährlichen Zwischenfällen. So kann aus einem anfänglich heilsamen Prozeß ein zerstörender „Circulus vitiosus" werden, und für das allergische Geschehen im allgemeinen gilt wohl nach wie vor das Wort, das 1937 einer der besten Kenner dieser Materie, KALLÓS, ausgesprochen hat, als er die allergische Reaktion als

eine Fehlleistung eines an sich nützlichen Abwehrmechanismus

bezeichnete [74].

Literatur

[1] SCHADEWALDT, H.: Geschichte der Allergie. Bd. 1–4, Dustri-Verlag München 1979–1981 (in Bd. 4 umfassendes Literaturverzeichnis mit ca. 4000 Zitaten).
[2] SCHADEWALDT, H.: Zur Frühgeschichte allergischer Erkrankungen. Sudhoffs Arch. Gesch. Med. *42* (1958) 363.
[3] SCHADEWALDT, H.: Allergisch bedingte Erkrankungen in zeitgenössischen Kasuistiken des 15.–18. Jahrhunderts. Int. Arch. Allergy 22 (1963) 187.
[4] HIPPOKRATES: Περὶ ἀρχαίης ἰητρικῆς (Über die alte Medizin). In: Œuvres complètes. Hrsg. v. E. LITTRÉ, Bd. 1, Paris 1839, p. 622; siehe auch: Hippokrates sämtliche Werke. Hrsg. v. R. FUCHS, Bd. 1, München 1895, p. 35.
[5] SCHADEWALDT, H.: Zur Geschichte der Magendarmallergie. Allergie- und Immunitätsforschung. Bd. 1, Stuttgart 1965, p. 163.
[6] LUCRETIUS, T. C.: De natura rerum, 4, 637. Hrsg. v. J. MARTIN, Leipzig 1934, p. 159; siehe auch: Von der Natur der Dinge. Hrsg. v. K. L. v. KNEBEL, 2^0, Leipzig 1927, p. 192.
[7] SCHADEWALDT, H.: Histoire des principales maladies allergiques: fièvre des foins, asthme, urticaire. Conf. Palais de la Découverte Paris D 120, Paris 1967.
[8] XENOPHON: Anabasis, 4, 8. In: LANGENSCHEIDTS Bibliothek sämtlicher griechischer und römischer Klassiker. Hrsg. v. A. FORBIGER, Bd. 59, Berlin s. a., p. 36, T. 2.
[9] BAUER, V. H.: Das Antonius-Feuer in Kunst und Medizin. Springer-Verlag Berlin/Heidelberg/New York 1973.
[10] GUGGISBERG, H.: Vom Gift zum Wirkstoff. Karger-Verlag Basel 1954.
[11] STICKER, G.: Die Pest. Abh. Seuchengeschichte und Seuchenlehre. Bd. 1, 1, Gießen 1908.
[12] RATH, G.: Die Pest. CIBA Zschr. (Wehr/Baden) 7 (1955) 2406.
[13] PTOLEMAIOS: Tetrabiblos. In: Opera quae exstant omnia. I 2; III 12. Hrsg. von F. BOLL und A. E. BOER, Bd. 3, 1. Leipzig 1940, p. 7f. und 142f. u. a.
[14] SCHÖNER, E.: Das Viererschema in der antiken Humoralpathologie. Sudhoffs Arch. Gesch. Med., Beiheft 4 (1964).
[15] HIPPOKRATES: Œuvres complètes. Hrsg. von E. LITTRÉ. Bd. 6, Paris 1849, p. 38ff.
[16] SCHUMACHER, J.: Antike Medizin, Bd. 1. Berlin 1940, p. 26.
[17] SCHUMACHER, J.: Konstitution – Idiosynkrasie – Allergie (Zur Geschichte des Allergiebegriffes). Cesra Säule Nr. 9/10 (1958) 3.
[18] SORAN: (Opera.) In: Corpus medicorum Graecorum. Hrsg. von J. ILBERG. Bd. 4. Leipzig 1929, p. 133, 27.
[19] DIOSKORIDES: Pedanii Dioscoridis Anazerbei libri. In: Medicorum Graecorum Opera. Hrsg. von C. G. KÜHN, eingerichtet von K. SPRENGEL, Bd. 2, Leipzig 1830, p. 4f.
[20] GALENOS: Opera. Hrsg. von C. G. KÜHN, Bd. 6. Leipzig 1823, p. 283.
[21] GALENOS: Opera. Hrsg. von C. G. KÜHN, Bd. 10. Leipzig 1825, p. 169f.; Bd. 19. Leipzig 1830, p. 208 u. 209.
[22] SEXTUS EMPIRICUS: Pyrrhoniarum hypotyposeon lilb. 1, in: Opera. Hrsg. von R. G. BURY. Loeb Classical Library Bd. 1. London/New York 1933, p. 22.
[23] OREIBASIOS: Collectionum medicarum reliquiae. In: Corpus medicorum Graecorum. Hrsg. von J. RAEDER. Bd. 6, 1, 1. Leipzig/Berlin 1928, p. 176.

[24] STOBAIOS, J.: Eclogarum physicarum et ethicarum lib. 1, 938, serm. *44*. Hrsg. von A. MEINEKE, Bd. 1. Leipzig 1855, p. 284.
[25] SCHUMACHER, J.: Loc. cit. [17], Fußnote 25, p. 20.
[26] BEINTKER, E. und KAHLENBERG, W.: Die Werke des Galenos (Galens Gesundheitslehre 7, 20), Bd. 2. Stuttgart 1941, p. II/38 u. Anm. 70.
[27] DEICHGRÄBER, K.: Die griechischen Empirikerschulen. Berlin 1930.
[28] Wörterbuch der philosophischen Begriffe. Hrsg. von J. HOFFMEISTER. Leipzig 1944, p. 366.
[29] SEXTUS EMPIRICUS: Loc. cit. [22], p. 46f.
[30] KRAUS, L. A.: Kritisch-etymologisches medicinisches Lexikon. 3. Aufl. Göttingen 1844, p. 525.
[31] KUDLIEN, F.: Idiosynkrisie und therapeutischer Nihilismus. Med. hist. J. *7* (1972) 65.
[32] KANT, I.: Anthropologie in pragmatischer Hinsicht. In: Sämtliche Werke. Hrsg. von F. W. SCHUBERT, Bd. 7, 2. Leipzig 1838, p. 109 (126).
[33] HORN, E.: Über wahre und scheinbare Idiosynkrasien der Fieberkranken und ihre klinische Berücksichtigung. Arch. med. Erfahr. *5* (1804) 88.
[34] HUFELAND, F.: Über Sympathie. Weimar 1811, p. 94f.
[35] HEINRICH, K. B.: De idiosyncrasia, Med. Diss. Bonn 1841.
[36] REIL, J. C.: Rhapsodien über die Anwendung der psychischen Kurmethode auf Geisteszerrüttungen. § 17 und 19, 2. Aufl. Halle 1818, p. 220 und 262.
[37] EMMINGHAUS, H.: Allgemeine Psychopathologie zur Einführung in das Studium der Geistesstörungen. Leipzig 1878, p. 31 und 44.
[38] ZACUTO, A.: Praxis medica admiranda, lib. 3, obs. 107. Leiden 1649, p. 122.
[39] WAGNER, K. W. U.: Ein Fragment über Idiosynkrasie. Hufelands J. pract. Heilk. *6*, 5 St. (1811) 55.
[40] PROCHASKA, G.: Adnotationes academicae, Fasc. 3, Cap. 2, § 7. Prag 1780–1784, p. 72.
[41] NAUMANN, V. C.: Über erbliche Krankheitsanlage und Idiosynkrasie. Med. Ztg. Verein Heilk. Preußen *4* (1835) 209.
[42] MARC, H.: Idiosyncrasie. In: Dictionnaire des sciences médicales. Bd. 23. Paris 1818, p. 488ff.
[43] DAVIDSOHN, J.: De idiosyncrasia. Med. Diss. Berlin 1874.
[44] PROCHASKA, G.: Loc. cit. [40], p. 73.
[45] ZIMMERMANN, J. G.: Von der Erfahrung in der Arzneykunst, Buch 4, Kap. 14, Bd. 2. Zürich 1764, p. 597.
[46] STOCK, J. C.: Programmata, quod nonnulla, de idiosyncrasia sistit meditationes rite auspicatur. Jena 1747, p. 16.
[47] GOETHE, J. W. VON: Gesammelte Werke. Artemis-Ausgabe, Bd. 19. Zürich 1949, p. 677.
[48] HEINE, H.: Memoiren. In: Werke. Hrsg. von P. STAPF, Bd. 1. Basel/Stuttgart 1956, p. 27.
[49] HEINE, H.: Bäder von Lucca. Kap. 2. In: Werke. Hrsg. von P. STAPF, Bd. 3, Kap. 2. Basel/Stuttgart 1956, p. 375ff.
[50] CLAUDEL, P. und GIDE, A.: Briefwechsel 1899–1926 (Brief 160). Stuttgart 1952, p. 200.
[51] GORRIS, J. DE (GORRAEUS): Definitionum medicarum libri vigintiquatuor. Frankfurt a. M. 1578 (Erstaufl. Paris 1564), p. 188.
[52] LIBAVIUS, A.: De antipathia. In: Singularia, Pars II. Frankfurt a. M. 1599, p. 116, 132, 158f.
[53] MATTIOLI, P. A.: Commentarii in 6 libros Dioscuridis de medica materia, Lib. 6, Cap. 25. In: Opera quae exstant omnia. Frankfurt a. M. 1598, p. 996.
[54] HÜNERWOLF, J. A.: De catarrho ad nares ex rosarum odore. Misc. Cur. Ephem. Acad. Nat. Cur. Dec. 2, Ann. 5 (1687), Obs. 22, p. 34.

[55] GRUNDEL, J. B.: A fragis comestis varia inducta symptomata. Misc. Cur. Ephem. Acad. Nat. Cur. Dec. 2, Ann. 5 (1687), Obs. 214, p. 439.
[56] WITHER, T.: A Treatise on the Asthma ... London 1786. Abhandlung von der Engbrüstigkeit ... Dtsch. Übers. v. C. F. MICHAELIS, Leipzig 1787, p. 43.
[57] SCHENCK VON GRAFENBERG, J.: Παρατηρήσεων sive observationum medicarum, rararum, novarum, admirabilium et monstrosarum volumen. Lib. 7. Frankfurt a. M. 1609, p. 1011ff. (Erstaufl. Basel 1584–1597).
[58] MARANTA, B.: Methodi cognoscendorum medicamentorum simplicium libri tres. Lib. 3, Cap. 13. Venedig 1559, p. 260.
[59] CULLEN, W.: Synopsis nosologiae methodicae. London 1769. – Deutsche Übersetzung: Kurzer Inbegriff der medicinischen Nosologie. Leipzig 1786.
[60] BROWN, G.: Elementa medicinae. Edinburgh 1780.
[61] TISSOT, S. A. A. D.: Traité des nerfs et de leurs maladies. Paris 1780.
[62] STOCK, J. C.: Loc. cit. [46], p. 9.
[63] ZIMMERMANN, J. G.: Loc. cit. [45], p. 585.
[63] ROOSE T. G. A.: Über die Krankheiten der Gesunden. Göttingen 1801, p. 468f.
[64] LARREY, J. D.: Observations sur le mal de mer. In: Le médecin et la mer au temps de la Marine à voile (Ausstellungsführer). Hrsg. von P. HUARD und J. SONOLET. Paris 1958, p. 57.
[65] WOLFF-EISNER, A.: Über die Urticaria vom Standpunkt der neuen Erfahrungen über Empfindlichkeit gegenüber körperfremden Eiweißsubstanzen. Derm. Zbl. 10 (1907) 164.
[66] URBACH, E.: Klinik und Therapie der allergischen Krankheiten. Wien 1935, p. 11.
[67] TUFT, L.: Clinical Allergy. Philadelphia/London 1938, p. 18.
[68] DOERR, R.: Die Anaphylaxie. In: Immunitätsforschung. Hrsg. von R. DOERR, Bd. 6. Wien 1950, p. 12.
[69] ABDERHALDEN, R.: Grundriß der Allergie. Basel 1950, p. 42.
[70] HANSEN, K.: Grundbegriffe. In: Allergie. Hrsg. von K. HANSEN, 3⁰, Stuttgart 1957, p. 3.
[71] SYLLA, A.: Die Allergie als Wort und Begriff. Allergie Asthma 4 (1958) 358.
[72] KÄMMERER, H. und MICHEL, H.: Allergische Diathese und allergische Erkrankungen. 3⁰, München 1956, p. 125ff.
[73] SCHEIFFARTH, F.: Pathogenese und Klinik allergischer Reaktionen und die Grundlage der antiallergischen Therapie. Mkurse ärztl. Fortbild. 10 (1960) 522.
[74] KALLÓS, P. und KALLÓS-DEFFNER, L.: Die experimentellen Grundlagen der Erkennung und Behandlung der allergischen Krankheiten. Ergebn. Hyg. 19 (1937) 225 u. 239f.
[75] MORO, E.: Experimentelle und klinische Überempfindlichkeit (Anaphylaxie). Ergebn. allg. Path. path. Anat. 14/I (1910) 429.
[76] KÄMMERER, H.: Allergische Diathese und allergische Erkrankungen. München 1926.
[77] COCA, A. F.: Hypersensitiveness. In: Practice of Medicine. Hrsg. von F. TICE, Bd. 1. New York 1920, p. 107ff.
[78] COCA, A. F.: Studies in Anaphylaxis: Hypersensitiveness, Anaphylaxis and Allergy. J. Immunol. 5 (1920) 363.
[79] COCA, A. F.: A Critical Review of Investigations of Allergy. Ergebn. Hyg. Bakt. 14 (1933) 538.
[80] BROWN, E. A.: Reactions to Drugs. In: International Textbook of Allergy, hrsg. von J. M. JAMAR. Kopenhagen 1959, p. 611f.
[81] BROWN, E. A.: Problems of Drug Allergy. J. Amer. med. Ass. 157 (1955) 814.
[82] KÄHLER, H. J.: Neuroleptica und Antihistaminica. Ergebn. inn. Med. Kinderheilk. 13 (1960) 60.
[83] ROSENHEIM, M. L.: Introduction with a Note on Terminology. In: Sensitivity Reactions to Drugs. Hrsg. von M. L. ROSENHEIM u. a. Oxford 1958, p. 1ff.

[84] WILLIAMS, D. A.: Definition – Prevalence – Predisposing and Contributory Factors. In: International Textbook of Allergy. Hrsg. von J. M. JAMAR, Kopenhagen 1959, p. 76ff.
[85] DOERR, R.: Allergie. In: Die Immunitätsforschung. Hrsg. von R. DOERR, Bd. 8. Wien 1951, p. VII (Vorwort).
[86] VAUGHAN, W. T.: The Story of Allergy. New York 1941.
[87] SAMTER, M.: Excerpts of classic allergy. Columbus (Ohio) 1969.
[88] PRAUSNITZ, K. u. SCHADEWALDT, H.: Geschichte der Allergie. In: Lehrbuch der klinischen Allergie. Hrsg. v. M. WERNER u. K. HANSEN, Thieme-Verlag Stuttgart 1967, p. 3ff.
[89] WERNER, M.: Grundbegriffe der Allergologie. In: Lehrbuch der klinischen Allergie. Hrsg. v. M. WERNER u. K. HANSEN, Thieme-Verlag Stuttgart 1967, p. 1f.
[90] ROTHSCHUH, K. E.: Theorie des Organismus. Bios – Psyche – Pathos. München/Berlin 1959, p. 251.
[91] ROST, G. A.: Allergie und Praxis. Berlin/Göttingen/Wien 1950, p. 33f.
[92] ROST, G. A.: Zur Pathokinese allergischer Reaktionen und deren Terminologie. Münch. med. Wschr. *103* (1961) 448.
[93] THESSALOS VON TRALLES: S. GALENOS: Opera. Hrsg. von C. G. KÜHN, Bd. 10, Leipzig 1825, p. 250.
[94] ORTH, H.: Der Afrikaner Cassius Felix – ein methodischer Arzt? Sudhoffs Arch. Gesch. Med. *44* (1960) 193.
[95] MESMER, F. A.: Mesmerismus oder System der Wechselwirkungen. Hrsg. von K. C. WOLFART. Berlin 1814, p. 82f.
[96] HANNEMANN, J. L.: Antipathia cum felibus. Misc. Cur. Ephem. Acad. Nat. Cur., Dec. 2, Ann. 2 (1684), Obs. 50, p. 82.
[97] LIBAVIUS, A.: Loc. cit. [52], p. 132.
[98] HERTOD, F. M.: Panis Antipathia. Misc. Cur. Ephem. Acad. Nat. Cur., Dec. 1, Ann. 2 (1671), Obs. 144, p. 228.
[99] SCHADEWALDT, H.: Zur Terminologie und Frühgeschichte des Asthma bronchiale und des Heufiebers. In: Aktuelle Allergiefragen. Hrsg. von D. G. R. FINDEISEN und K. HANSEN. Allergie- u. Asthmaforsch., Bd. 4. Leipzig 1961, p. 298ff.
[100] LANZONI, J.: De variis antipathiis curiosis. Misc. Cur. Ephem. Acad. Nat. Cur., Dec. 3, Ann. 7 (1702), Obs. 103, p. 170.
[101] PETRAEUS, H.: Nosologia harmonica. Lib. 1, Cap. 9, 15, 16. Marburg 1615, p. 178ff.
[102] TISSOT, S. A. A. D.: Loc. cit. [61], Bd. 2, 2, p. 1ff.
[103] PROCHASKA, G.: Loc. cit. [40], p. 69ff.
[104] BEARD, G.: Hay Fever; or Summer Catarrh; Its Nature and Treatment. New York 1876, p. 108.
[105] DUNBAR, W. P.: Zur Ursache und specifischen Heilung des Heufiebers. München/Berlin 1903, p. 1.
[106] STICKER, G.: Das Heufieber und verwandte Störungen – Klinik der Idiopathien. 2°, Wien/Leipzig 1912, p. 11.
[107] DOERR, R.: Allergische Phänomene. In: Handbuch der normalen und pathologischen Physiologie, hrsg. von A. BETHE. Bd. 13, Berlin 1929, p. 764.
[108] FEINBERG, S. M.: Allergy in Practice. 2°, Chicago 1946, p. 18 u. 38.
[109] URBACH, E.: Loc. cit. [66], p. 10 u. 24f.
[110] PREISICH, C.: Das Problem der Andersempfindlichkeit. Allergie. Eine immunbiologische Studie. Budapest/Leipzig 1941.
[111] ROST, G. A.: Loc. cit. [91], p. 169.
[112] ROST, G. A.: Loc. cit. [91], p. 4.
[113] BEHRING, E.: Bekämpfung der Infectionskrankheiten. Infection und Desinfection. Leipzig 1894, p. 186.

[114] WLADIMIROFF, A.: Über die antitoxinerzeugende und immunisierende Wirkung des Tetanusgiftes bei Thieren. Z. Hyg. Infekt.-Kr. *15* (1893) 405.
[115] KOCH, R.: Weitere Mittheilungen über ein Heilmittel gegen Tuberculose. Dtsch. med. Wschr. *16* (1890) 1029; *17* (1891) 101.
[116] BEHRING, E.: Loc. cit. [113], p. 160.
[117] KNORR, A.: Experimentelle Untersuchungen über die Grenzen der Heilungsmöglichkeit des Tetanus durch Tetanusheilserum. Marburg 1895, p. 18.
[118] VON PIRQUET, C. und SCHICK, B.: Überempfindlichkeit und beschleunigte Reaktion. Münch. med. Wschr. *53* (1906) 66.
[119] HAMBURGER, F.: Die pathologische Bedeutung der Tuberkulinreaktion. Wien. klin. Wschr. *21* (1908) 1043.
[120] ISHIZAKA, K. u. ISHIZAKA, T.: Identification of γ E antibodies as a carrier of reaginic activity. J. Immunol. *99* (1967) 1187.
[121] PORTIER, P. u. RICHET, C.: De l'action anaphylactique de certains vénins. C. R. Soc. Biol. *54* (1902) 170.
[122] SCHADEWALDT, H.: Zur Geschichte der experimentellen Anaphylaxie. Dtsch. med. Wschr. *85* (1960) 1987.
[123] HÉRICOURT, J. und RICHET, C.: Effets lointains des injections de sérum d'anguille. C. R. Soc. Biol. *50* (1898) 137.
[124] (PORTIER, P. und BRUUN, E.): 3. int. Congr. Allergology. Acta allerg. *13* (1959) 111.
[125] WITTICH, F. W.: The Fiftieth Anniversary of the Discovery of Anaphylaxis. Ann. Allergy *10* (1952) 490.
[126] MORO, E.: Experimentelle und klinische Überempfindlichkeit (Anaphylaxie). Ergebn. allg. Path. Anat. *14/I* (1910) 570.
[127] DOERR, R.: Allergie und Anaphylaxie. In: Handbuch der pathogenen Mikroorganismen. Hrsg. von W. KOLLE, R. KRAUS und P. UHLENHUTH, 3⁰, Bd. 1, 2. Jena/Berlin/Wien 1929, p. 766.
[128] DOERR, R.: Loc. cit. [68], p. 2ff.
[129] URBACH, E.: Loc. cit. [66], p. 12f.
[130] RICHET, C.: Conférence Nobel sur l'anaphylaxie. In: Les prix Nobel en 1913. Stockholm 1914, p. 10ff.
[131] ARTHUS, M.: Injections répétées de sérum de cheval chez le lapin. C. R. Soc. Biol. *55* (1903) 817.
[132] HUTINEL, V. H.: Intolérance pour le lait et anaphylaxie chez les nourrissons. Clinique (Paris) *3* (1908) 227.
[133] ROSENAU, M. J. und ANDERSON, J. F.: A Study of the Cause of Sudden Deaths Following the Injection of Horse Serum. Bull. Hyg. Lab., U.S. Publ. Health Mar. Hosp. Service *1906*, Nr. 29, p. 67ff.
[134] OTTO, R.: Zur Frage der Serum-Überempfindlichkeit. Münch. med. Wschr. *54* (1907) 1665.
[135] SCHMIDT, H. und GRABAR, L.: Die Besredkasche Desensibilisierung. Med. Klin. *54* (1959) 848.
[136] BESREDKA, A.: Du mécanisme de l'anaphylaxie vis-à-vis du sérum de cheval. C. R. Soc. Biol. *59/II* (1907) 294.
[137] BESREDKA, A. und STEINHARDT, E.: Du mécanisme de l'antianaphylaxie. Ann. Inst. Pasteur *21* (1907) 384.
[138] WOLFF-EISNER, A.: Die Endotoxinlehre. Münch. med. Wschr. *53* (1906) 217.
[139] BIEDL, A. und KRAUS, R.: Experimentelle Studien über Anaphylaxie: Die Serumanaphylaxie beim Meerschweinchen. Wien. klin. Wschr. *23* (1910) 385.
[140] BÉAL, V.: Anaphylaxie dans l'asthme. Thèse méd. Paris 1910 (Nr. 355).
[141] GILETTE, H. F.: Untoward Results from Diphtheria Antitoxin with Special Reference to its Relation to Asthma. Ther. Gaz. *33* (1909) 159.

[142] DEBESCHE, A.: Gefahrdrohende Dyspnoe mit Kollaps nach Seruminjektion. Berl. klin. Wschr. 46 (1909) 1607.
[143] MELTZER, S. J.: Bronchial Asthma as a Phenomenon of Anaphylaxis. J. Amer. med. Ass. 55 (1910) 1021; Trans. Ass. Amer. Phys. 25 (1910) 66.
[144] BLUMENTHAL, G.: R. Otto zum Gedächtnis, zugleich eine historische Darstellung seiner Verdienste um die Anaphylaxieforschung. Zbl. Bakt. 159 (1952) 5.
[145] SCHMIDT, H.: Experimentelle Serologie. In: Allergie, hrsg. von K. HANSEN, 3⁰, Stuttgart 1957, p. 67.
[146] LETTERER, E.: Die allergisch-hyperergische Entzündung. In: Handbuch der allgemeinen Pathologie. Hrsg. von F. BÜCHNER, E. LETTERER und F. ROULET, Bd. 7. Berlin/Göttingen/Heidelberg 1956, p. 497.
[147] DOERR, R.: Loc. cit. [107], p. 650.
[148] ABDERHALDEN, R.: Loc. cit. [69], p. 42.
[149] KÄMMERER, H. und MICHEL, H.: Loc. cit. [72], p. 2f.
[150] ROST, G. A.: Loc. cit. [91], p. 168.
[151] VON PIRQUET, C.: Zur Theorie der Infektionskrankheiten. Akad. Anz. Akad. Wiss. Wien (Math.-naturw. Klasse) 6 (1908) 77.
[152] KALLÓS, P. und KALLÓS-DEFFNER, L.: Loc. cit. [74], p. 183.
[153] VON PIRQUET, C. und SCHICK, B.: Zur Theorie der Inkubationszeit. Wien. klin. Wschr. 16 (1903) 758 u. 1244.
[154] VON PIRQUET, C. und SCHICK, B.: Zur Theorie der Vaccination. Verh. dtsch. Ges. Kinderheilk. Kassel 1903, p. 156.
[155] VON PIRQUET, C. und SCHICK, B.: Die Serumkrankheit. Leipzig/Wien 1905.
[156] VON PIRQUET, C.: Allergie. Münch. med. Wschr. 53 (1906) 1457.
[157] RÖSSLE, R.: Geschichte der Allergieforschung. In: Allergie, hrsg. von K. HANSEN, 3⁰, Stuttgart 1957, p. 10f.
[158] KELLER, W.: Die Tuberkulinreaktion. Ihre historische und gegenwärtige Bedeutung. Dtsch. med. Wschr. 86 (1961) 1293.
[159] SAMTER, M.: Semantics and the Future of Allergy. Ann. Allergy 18 (1960) 409.
[160] BUCK-PETERSEN, A.: A Reverse Index of Greek Names and Adjectives. Chicago s. a. (1939?), p. 128.
[161] VON HERWERDEN, H.: Lexicon Graecum suppletorium et dialecticum, Bd. 1. Leiden 1910, p. 580.
[162] VON PIRQUET, C. und SCHICK, B.: Neuere Erfahrungen über die Serumkrankheit. Wien. klin. Wschr. 18 (1905) 1260.
[163] VON PIRQUET, C.: Allergie des Lebensalters. Wien. klin. Wschr. 42 (1929) 65.
[164] Definitions of "Allergy" and "Allergen". Ann. Allergy 16 (1958) 680.
[165] DOERR, R.: Über Anaphylaxie. Wien. klin. Wsch. 25 (1912) 331.
[166] DOERR, R.: Neuere Ergebnisse der Anaphylaxieforschung. Ergebn. Hyg. Bakt. 1 (1914) 257.
[167] STORM VAN LEEUWEN, W.: Allergische Krankheiten. Münch. med. Wschr. 78 (1931) 529.
[168] MITCHELL, S. W. und CURRAN, C. C.: Letters of the International Correspondence Club of Allergy, Ser. 8 (1945) 45.
[169] MITCHELL, J. H.: Pseudoallergy: The Perennial Syndroma. Ohio St. med. J. 56 (1960) 1102.
[170] ROST, G. A. und MARCHIONINI, A.: Asthma-Ekzem, Asthma-Prurigo und Neurodermitis als allergische Hautkrankheiten. Würzburger Abh. Gesamtgeb. Med. 27 H. 10 (1932) 337.
[171] FUCHS, E. und GRONEMEYER, W.: Schlußwort zum Diskussionsbeitrag von W. Hollmann, „Zum Begriff Asthma psychoallergicum". Allergie Asthma 3 (1957) 361.
[172] BROWN, E. A.: Loc. cit. [80], p. 614.

[173] WALDBOTT, G. L.: "Constitutional" Allergic Reactions and Their Prevention. J. Amer. med. Ass. *171* (1959) 9.
[174] URBACH, E. und GOTTLIEB, P. M.: Allergy. 2°, New York 1946, p. 77.
[175] PETTE, H.: Die akut entzündlichen Erkrankungen des Nervensystems. Leipzig 1942, p. 507.
[176] DUKE, W. W.: Physical Allergy. J. Amer. med. Ass. *84* (1925) 736.
[177] BERDEL, W.: Die Bedeutung der Tumorallergie für die Tumorgenese. Dtsch. med. Wschr. *82* (1957) 880.
[178] SCHICK, B.: Ehrlich and Immunity. In: Paul Ehrlich Centennial. Ann. N.Y. Acad. Sci. *59* (1954) 182.
[179] MORO, E. und KELLER, W.: Tuberkulöse Hautallergie nach intrakutaner Simultan-Impfung von Tuberkulin und Kuhpockenlymphe. Dtsch. med. Wschr. *51* (1925) 1015.
[180] MORO, E. und KELLER, W.: Über die Parallergie. Klin. Wschr. *14* (1935) 1.
[181] KELLER, W.: Die Parallergie und ihre klinische Bedeutung. Dtsch. med. Wschr. *54* (1928) 307 u. 345.
[182] LAROCHE, G., RICHET jr., C. und SAINT-GIRONS, F.: Anaphylaxie alimentaire. Paris 1919, p. 14.
[183] LETTERER, E.: Allergie als Phänomen und als Krankheit. Allergie Asthma *5* (1959) 160.
[184] RÖSSLE, R.: Die geweblichen Äußerungen der Allergie. Wien. klin. Wschr. *45* (1932) 609 u. 648.
[185] BUDDECKE, E.: Die allergische Stufenreaktion im tuberkulösen Organismus. Beitr. Klin. Tuberk. *104* (1950) 214.
[186] URBACH, E.: Parallergie und Metallergie. Klin. Wschr. *13* (1934) 1417.
[187] LETTERER, E.: Allgemeine Pathologie. Stuttgart 1959, S. 645ff.
[188] HEILMEYER, L.: Die Klinik der Entzündungsreaktion und ihre Beeinflussung. Verh. dtsch. Ges. inn. Med. *62* (1956) 227.
[189] HEUBNER, W.: Zur Systematik der Giftwirkungen. Arch. exp. Path. Pharmak. *105* (1925) 1.
[190] FUCHS, E.: Durch Zwischenträger vermittelte Kontaktallergie: „derivative Allergie". Dtsch. med. Wschr. *79* (1954), Allergiebeilige *3*, 1.
[191] HOFFMANN, E.: Zur Benennung der allergischen Erkrankungen als Allergosen. Strahlentherapie *35* (1930) 1.
[192] HOFFMANN, E.: Behandlung der Haut- und Geschlechtskrankheiten, 5°, Berlin 1935, p. 66.
[193] COCA, A. F. und COOKE, R. A.: On the Classification of the Phenomena of Hypersensitiveness. J. Immunol. *8* (1923) 163.
[194] COCA, A. F. und GROVE, E.-F.: Studies in Hypersensitiveness: XIII. A Study of the Atopic Reagins. J. Immunol. *10* (1925) 445.
[195] SULZBERGER, M.: Suggestion for the Classification of Certain Allergic Dermatoses. J. Mich. med. Soc. *34* (1935) 78.
[196] VOORHORST, R.: Basic Facts of Allergy. Kroese-Verlag, Leiden 1962, p. 7ff.
[197] COOMBS, R. R. A.: Die Grundtypen der allergischen Reaktionsbereitschaft, die zu Erkrankung führen. Triangel *9* (1969) 43.

Diskussion

Herr Fuchs: Lieber Herr Schadewaldt, zunächst herzlichen Dank für diese prächtige Übersicht. Vielleicht haben Sie doch – so muß ich sagen – bei dieser historischen Übersicht ein wenig zu oft meinen Namen genannt.

Ich habe etwas auf dem Herzen, da wir ja hier unter Philologen, Klinikern und Naturwissenschaftlern sind. Der neue Ausdruck, der auf uns zukommt – ich weiß nicht, ob er schön oder richtig ist –, heißt *Allergo-Immunologie*. Er kommt aus Frankreich und wurde u. a. von Herrn Gillissen – Sie erinnern sich – in einer Laudatio auf die Herren Professor Gronemeyer und Werner anläßlich der Verleihung der Karl-Hansen-Medaille allein fünfmal gebraucht.

Ich habe mir mehrfach überlegt, ob dieser Ausdruck wirklich „zukunftsträchtig" ist. Ich habe dabei ein sehr ungutes Gefühl. Wir kennen die klinische Immunologie, wir kennen die klinische Allergologie. Augenblicklich heißt es allenthalben Allergologie *und* klinische Immunologie. Unsere Gesellschaft heißt noch aus früheren Zeiten Deutsche Gesellschaft für Allergie- und Immunitätsforschung. Dann kamen die Immunologen und fragten, ob Allergo-Immunologie korrekt sei. Ich weiß, daß es von der Sache her schon problematisch ist, aber ich würde in diesem Fall, da Sie mich so nett apostrophiert haben, nach der Richtigkeit der Terminologie fragen und was möglicherweise daraus wird.

Herr Schadewaldt: Das sind zwei Komplexe. Der eine wäre der philologische Aspekt, der vielleicht passen würde. Man kann ja das Omikron zur Verbindung zweier griechisch-lateinischer Worte als Hybride benutzen. Die andere Frage ist die sachliche. Es herrschte, seitdem es diese beiden Begriffe Allergie und Immunologie gibt, ein Streit darüber, welcher die Priorität hat, oder anders gesagt: Was ist der Oberbegriff oder gibt es überhaupt keinen Oberbegriff? Ich habe hier mehrfach die beiden Begriffe nebeneinandergestellt.

Zuerst war es so, daß man glaubte, die Immunologie als der ältere Begriff sei der Oberbegriff und die Allergie sei eine Untergruppe der Immunologie. Dann zeigten die klinischen Beobachtungen zum Teil völlig abweichende Bilder von sogenannten immunologisch-klinischen Krankheitssyndromen.

Danach sagte man umgekehrt: Die Allergie ist ein Oberbegriff, unter dem man alles unterbringen kann bis hin zur Psycho-Allergie und zur derivaten Allergie, und die Immunologie ist ein theoretisches Forschungsgebiet, das sich auf einen Sektor daraus beschränkt.

Inzwischen hat man gemerkt – ich glaube, daß es zum Teil auch mit der Entdeckung der Immun-Globuline zusammenhängt –, daß die weitere Erforschung der Allergie ohne immunologische Detailforschung gar nicht möglich ist.

Ich bedaure es auch, daß es zwei Gesellschaften gibt, die nur aus diesem Auseinanderströmen zu erklären sind. Ich bin der Auffassung, daß sie zusammenkommen sollten. Ich meine aber, man sollte sich einigen, ob man den Begriff der Allergie nicht doch höher stellt, weil er ja auch die ganzen klinischen Phänomene mit umfaßt, während dies die Immunologie vielleicht doch nicht in dem Maße bewirken kann. Denken Sie bloß an das Problem der Kälte-Urtikaria.

Herr Fuchs: Herr Schadewaldt, solange wir und unsere Generation existieren, wird die „Allergie" noch ein Leben haben, aber sie geht in der Immunologie auf. Das wird sicherlich die Zukunft sein.

Das, was Sie eben sagten, daß Sie als Historiker die Prävalenz der Allergie am Leben erhalten möchten, ist sicher richtig gesehen. Aber ich würde doch denken, daß letztlich alle Antikörpermechanismen wie auch die zellulären Immunreaktionen als Leistungen des Immunsystems unter dem Begriff der Immunologie zu subsumieren sind und damit eben auch die klassische Allergie. Die klassische Allergie ist im Moment das, was unsere Gesellschaft hauptsächlich und vorwiegend klinikorientiert heute noch vertritt, hingegen ist die Immunologie der vorwiegend experimentell und theoretisch orientierte Oberbau. Das ist der immunologische Himmel dort oben, während wir Allergologen unten an der klinischen Front stehen, wie Letterer es einmal gesagt hat. Sie erinnern sich an diesen Ausspruch. Ich glaube, so wird die Zukunft sein.

Aber ich frage noch einmal: Sollen wir diesen Oberbegriff Immunologie wirklich lassen? Wenn ich ihn jetzt benutze, evtl. in der neuen Kombination Allergo-Immunologie, dann wird ein solcher Begriff sicherlich weitergetragen. Darf man das? Soll man das? Ich bin eigentlich im Moment dagegen. Diese Frage wollte ich stellen.

Herr Grosse-Brockhoff: Die Frage würde dann lauten: Gibt es allergische Phänomene, ohne daß wir Immunreaktionen nachweisen können?

Herr Fuchs: Nein, das ist eine Conditio sine qua non.

Herr Grosse-Brockhoff: Läuft die Kälte-Urtikaria über ein immunologisches System?

Herr Fuchs: In bestimmten Fällen, ja. Dann kann man sogar auch das Wort „allergische" Kälte-Urtikaria hinzusetzen. Ich tue es eigentlich nie, weil der Begriff der Allergie im alten Sinne eigentlich mehr andere Antikörpermechanismen beinhaltet, nicht aber zum Beispiel hämagglutinierende Antikörper und ähnliche.

Herr Greeff: In der Pharmakologie bezeichnen wir als anaphylaktoide Reaktion eine solche, die ohne Antigen-Antikörper-Reaktion zustande kommt. Ich denke zum Beispiel an anaphylaktoide Reaktionen durch Dextran oder durch Periston. Diese anaphylaktoiden Reaktionen können mit einer Freisetzung von Histamin einhergehen; auch andere Arzneimittel können Histamin freisetzen.
Das wären also solche Reaktionen, die wie Allergien aussehen, aber nicht über eine Antigen-Antikörper-Reaktion ausgelöst werden.

Herr Fuchs: Richtig; gehören sie aber zur Immunologie?

Herr Greeff: Nein, eben nicht.

Herr Grosse-Brockhoff: Aber sie gehören zur Allergie?

Herr Fuchs: Nein. Die Allergie setzt eine Beteiligung des Immunsystems voraus. Per definitionem müssen wir daran festhalten.

Herr Grosse-Brockhoff: Dann dürfen wir die von Herrn Greeff genannte anaphylaktoide Reaktion eben nicht als Allergie bezeichnen.

Herr Fuchs: Richtig.

Herr Greeff: Herr Schadewaldt, es ist immer die Frage: Gibt es einen Oberbegriff?

Herr Schadewaldt: Das Dilemma, das Herr Fuchs schildert, zeigt sich auch deutlich in der Schaffung des neuen Wortes „Pseudo-Allergie". Dieser, wie mir scheint, inhaltlich wenig sinnvolle Terminus ist erst vor kurzem von Kallós und Schlumberger in die allergologische Terminologie eingeführt worden und sollte dort wohl die alte Bezeichnung „anaphylaktoide Reaktion" ablösen, die für Reaktionen benutzt wurde, die denen der Anaphylaxie in ihrer Erscheinungsweise ähnelten, ohne auf der Grundlage einer Antigen-Antikörper-Reaktion entstanden zu sein, z. B. das Dextran-Ödem im Hunde- oder Katzenversuch oder ähnliche Phänomene nach Peristongaben. Aber ich bin immer etwas skeptisch, wenn man wie Sie, Herr Fuchs, soeben postuliert: es kann sich dabei nur um einen bestimmten Reaktionsmechanismus handeln. Wir haben doch oft in der Allergologie gesehen, daß erst durch neue Testverfahren oder die Entdeckung von bisher nicht bekannten Mediatorstoffen auch neue Vorstellungen in die Allergielehre hineingetragen wurden. Denken Sie bloß an das Anaphylatoxin, das vor dem Ersten und nach dem Zweiten Weltkrieg die Gemüter erhitzt hat, wobei lange Zeit umstritten war, ob es diese postulierte Substanz überhaupt gäbe. Aber es war doch sehr interessant, daß die Untersuchungen oft zu neuen Theorien angeregt haben.

Ich würde auch, wie Herr Grosse-Brockhoff, meinen, man sollte den Begriff der Allergie nicht zu eng fassen. Man sollte ihn breiter verstehen, wie es auch Pirquet tat, der sogar von der „Allergie des Lebensalters" gesprochen hat, worunter er allerdings die Tatsache verstand, daß man im höheren Lebensalter andersartig auf allergische Noxen reagieren kann als beispielsweise Kinder. Pirquet ist Pädiater gewesen.

Herr Schneemelcher: Wie kommen Sie eigentlich in Ihren Fächern zu einer klaren Terminologie? In den Geschichtswissenschaften sind wir es gewohnt, mit einer verhältnismäßig festen und klaren Terminologie zu arbeiten. Nach dem Verlauf des Gespräches in den letzten Minuten muß man vermuten, daß der Fortschritt der Erforschung einzelner Phänomene auch eine Änderung der Terminologie mit sich bringt. Das ist aber doch deshalb etwas problematisch, weil sich nur zu leicht ergibt, daß eine kleine Gruppe von Fachleuten (mit eigener Terminologie) sich gegenüber den anderen Medizinern, die mit den Forschungsergebnissen arbeiten müssen, nicht mehr verständlich machen kann.

Herr Grosse-Brockhoff: Ich komme noch auf einen Punkt zu sprechen – es ist der letzte, den Sie besprochen haben –, die Atopie. Sie hatten gesagt, die Atopie sei eigentlich tot gewesen, dann kam der Paukenschlag, und jetzt ist sie wieder lebendig.

Wenn ich einmal in die Literatur über Allergie, in die Lehrbücher oder in die Bücher von Herrn Fuchs sehe, dann ist die Atopie wieder neu geboren, sie hat eine Renaissance erlebt, aber eigentlich eine Renaissance mit verkehrten Vorzeichen. Sie hat früher von Cooke her begrifflich etwas ganz anderes bedeutet.

Wenn ich nicht irre, dann war es doch so, daß es früher einmal hieß: Die Atopie ist etwas Angeborenes und gehört zu der großen Gruppe der Überempfindlichkeitsreaktionen, sie hat keine Chance, daß man sie entsprechend durch Desensibilisierung beeinflussen kann. So habe ich es als Student und als junger Assistent gelernt.

Heute ist es ganz anders. Es ist so – bitte korrigieren Sie mich –, daß die Atopie in die Sofortreaktionen eingeordnet wird, und zwar in die Sofortreaktionen, bei denen eben IgE- und IgG$_4$-Antikörper nachweisbar sind. Ich weiß nicht, ob hier nicht auch eine Gefahr der Begriffsverwirrung besteht. Warum muß man nun wieder die Atopie neu kreieren? Das verstehe ich nicht.

Herr Fuchs: Im Moment werden beide etwas vermengt, und zwar einmal die genetisch verankerte Reaktionsbereitschaft, die Sie erwähnt haben. Das betrifft auch die atopischen Krankheiten. Sie betreffen einen ganz bestimmten Anteil der Bevölkerung – acht bis zehn Prozent vielleicht –, der eine erhöhte Bereitschaft zur Sensibilisierung hat, sie genetisch weitergibt und der später bei entsprechender allergener Exposition ab Kindesalter in ansteigender Frequenz manifest an den typischen Krankheitsbildern des atopischen Formenkreises erkrankt, hier in erster Linie allergische Rhinitis und allergisches Asthma bronchiale. Aber auch die Neurodermitis wird als „atopisches Syndrom" nach Voorhorst u. a. hier mit einbezogen, wobei die wirkliche Bedeutung des Immunglobulins E bei der Neurodermitis noch unklar ist. Ob die IgG$_4$-Reaktionen hier ebenfalls mit einbezogen werden müssen, ist noch eine völlig offene Frage. – Nach Wortmann u. a. ist zu unterscheiden zwischen normalen (wenn auch evtl. sehr starken) Reaktionen auf abnorme antigene Reize (z. B. Fremdserum, Bienengift) bei der Anaphylaxie und an sich „normalen" antigenen Reizen, die aber bei der Atopie abnorme immunologische und nichtimmunologische Reaktionen bedingen. Auch bei der Atopie hat der immunologische Auslösemechanismus seine Bedeutung, doch bestehen weitere Unterschiede. Es wird vermutet, daß der Atopiker auf pharmakologische Mediatoren (im weitesten Sinn) verändert reagiert (Insuffizienz der beta-adrenergischen Rezeptoren); Infekte spielen bei den klinischen Manifestationen einer atopischen Sensibilisierung eine wichtige Rolle.

Herr Rollnik: In meinem Gebiet der theoretischen Physik grassiert die Seuche des absoluten Nominalismus. Die Begriffe der theoretischen Physik werden zunächst – in der Regel – in einer präzisen Weise mathematisch definiert. Anschließend werden sie mit Namen belegt, die nur die Funktion von „Etiketten" haben; man kann zu ihnen A oder B sagen. Um ein Beispiel zu nennen, sprechen wir von „Quarks", um die – nach heutiger Sicht – letzten Bausteine der Materie zu benennen.

Der einzige Grund, warum dieses Wort „Quark" eingeführt wurde, ist der, daß man es nicht verwechseln kann mit „Atom" oder „Elementarteilchen" oder ähnlichem. Aber inhaltlich hat das Wort „Quark" natürlich überhaupt nichts mit dem Inhalt des Begriffes zu tun, den man ausdrücken will. Das verwendete Wort kann insbesondere nicht den wissenschaftlichen Fortschritt befruchten.

Aus der Diskussion und aus dem Vortrag habe ich ein wenig den Eindruck, daß das in der Medizin jedoch anders ist, so daß die Worte, die dort verwendet werden, inhaltlich den wissenschaftlichen Fortschritt beschleunigen oder wenigstens Verwirrungen vermeiden können – ist das wahr?

Herr Schadewaldt: Ich glaube, das ist auch nur bedingt der Fall.

Ich will ein einziges Beispiel nennen, das typisch ist. Wir sprechen alle von „hysterischen Reaktionen" und machen uns oft nicht klar, daß das Wort „ὑστέρα", „Hystera" die „Gebärmutter" bedeutet.

Ursprünglich ging man z. B. bereits in der antiken Medizin von der Vorstellung aus, daß nur Frauen an der „Hysterie" erkranken könnten, weil man annahm, daß die Gebärmutter, nur sehr locker im Unterbauch aufgehängt, in der Lage sei, sich im Körper zu bewegen und dadurch die entsprechenden Symptome auszulösen. Es bedurfte erst der subtilen klinischen Beobachtungsgabe von Charcot, um darzulegen, daß selbstverständlich auch Männer derartige Erscheinungen aufweisen können. Diese Erkenntnisse sind erst in der zweiten Hälfte des 19. Jahrhunderts verbreitet worden, aber den Namen Hysterie gibt es heute immer noch. Gerade weil ich mich mit der medizinischen Terminologie ex officio befassen muß, kann ich feststellen, daß es in der Medizin zum Teil sehr lange dauert, bis ein einmal eingeführter, aber inzwischen als unrichtig erkannter Name ausgemerzt wird, zum anderen aber werden oft, vor allem von Amerikanern, in unserer Zeit zu schnell neue Syndrome oder Phänomene benannt, oft nur, um um jeden Preis eine neue Erkenntnis mit einem eigenen Namen zu belegen. Im Gegensatz dazu glaube ich jedoch, daß Richet, als er damals zu Portier sagte: „Nous avons découvert un phénomène nouveau, il le faut baptiser", durchaus eine Sternstunde der Medizin erkannt hatte, denn mit der Namensgebung „Anaphylaxie" und der wenige Jahre später erfolgten klinischen Bezeichnung „Allergie" ist das Interesse der breiten Öffentlichkeit in eine neue Richtung in der Medizin gelenkt worden, die früher nur da und dort einmal in der Kasuistik berührt wurde.

Ich glaube, daß hier die Namensgebung in der Tat – deshalb habe ich auch viel Augenmerk auf diese Frage gelenkt – eine wesentliche Bedeutung für den Fortschritt der allergologischen Wissenschaft gehabt haben dürfte.

Herr Dünbier: Meine sehr verehrten Damen, meine Herren, ich möchte einige Bemerkungen machen und eine Frage stellen aus der Sicht des Unternehmers, der auch an diesen Dingen interessiert ist. Übrigens danke ich Herrn Schadewaldt dafür – und das nimmt Bezug auf die Diskussion über die Terminologie –, daß er für Allergie das schöne Wort Überempfindlichkeit gebracht hat, was im übrigen beweist, daß die deutsche Sprache schon Mittel hat, aussagefähig durch sich selbst zu wirken und es nicht in allen Fällen des „Fachchinesisch" bedarf.

Deshalb möchte ich etwas über Berufsüberempfindlichkeit sagen – ich benutze jetzt, wo ich früher Allergie gesagt hätte, das Wort Überempfindlichkeit –, die ja in der Industrie eine recht große Rolle spielt.

Es ist nicht unbekannt, daß es das Maurer-Ekzem gibt, um einmal einen Fall herauszugreifen, der geklärt ist. Dies hängt mit der Chemikalien-Überempfindlichkeit zusammen, denn man weiß, daß Kaliumbichromat hier die Ursache ist.

Hier hat man sich damit geholfen, daß man einen Arbeitsplatzwechsel, einen Berufswechsel oder eine Umschulung vorgenommen hat, und zwar mit dem Erfolg der Dauerheilung. Es hat aber auch im Laufe der Zeit Fälle gegeben – sie haben sich vermehrt –, die immer unspezifischer geworden sind, wobei die Betroffenen immer mehr auf Einflüsse von außen – Allergene – reagieren und schließlich die Krankheit von solchen immer unabhängiger wird – eine unerfreuliche Entwicklung.

Meine Frage: Ist dieses Problem im Griff? Sieht hier die Medizin Möglichkeiten, auch wenn man das einmal in bestimmten Berufssparten und für große Berufsbereiche sieht, dem Einhalt zu gebieten? Sieht man hier Fortschritte? Ist überhaupt diese Entwicklung als typisch zu sehen oder mehr als Ausnahmeerscheinung von untergeordneter Bedeutung?

Herr Schadewaldt: Gerade in Gegenwart von Herrn Fuchs, der der Frage der Berufskrankheiten in der Allergie so wesentliche Arbeiten gewidmet hat, darf ich erwähnen, daß natürlich schon in früheren Jahrhunderten sehr wohl bekannt war, daß Personen in bestimmten Berufen häufiger an Idiosynkrasien erkrankten. Ich nenne hier nur das Bäcker-Asthma oder ähnliche Erscheinungen, die bei Arbeitern, die mit Staub zu tun hatten, auftraten, wie dies schon 1700 der Begründer der Gewerbemedizin Ramazzini in seinem klassischen Werk beschrieben hat. Ich darf aber auch, sozusagen als Berufskrankheit, das Ipecacuanha-Asthma der Apotheker erwähnen, weil immer wieder darüber berichtet wurde, daß Apotheker beim Zerstoßen der Brechwurz in ihrer Offizin häufig asthmatische Anfälle bekamen. Auch die Maler, die gegenüber bestimmten Farben oder Farbmischungen allergisch waren, wären hier zu erwähnen.

Es wurde eigentlich erst nach der Auffindung der Haptene bekannt, daß auch chemische Substanzen, die keine Eiweißkörper zu sein brauchen, wenn sie sich an einen Eiweißkörper im Organismus binden, den Charakter von Allergenen erhalten.

Dann gibt es noch das Phänomen der „Para- oder Hetero-Allergie", das heißt, wenn einmal ein Organismus für einen Stoff sensibilisiert ist, dann kann es leicht passieren, daß ähnliche andere Stoffe, aus der gleichen Klasse, zusätzlich oder sogar später allein diese gleichen Phänomene auslösen.

Herr Fuchs: Wesentlich ist die nach Möglichkeit strikt durchzuführende Expositionsprophylaxe, was sicherlich oft zu Schwierigkeiten führt, da speziell das Chromation in der Umwelt sehr stark verbreitet ist und zahllose Kontaktmöglichkeiten bestehen.

Die andere Möglichkeit ist die konsequente Anwendung von Schutzsalben (unter Berücksichtigung der speziellen beruflichen Exposition). Chromatschutzsalben enthalten einen Anionenaustauscher. Voraussetzung ihrer Wirksamkeit ist die konsequente Anwendung, was in der Praxis aber häufiger doch auf Schwierigkeiten stößt. Besonders wichtig ist die Früherkennung, ehe die Hautkrankheit chronisch wird.

Herr Dünbier: Ich darf hierzu noch eine Anmerkung machen. Es ist völlig richtig, was Herr Fuchs sagt. Die Industrie hat auch hier Erfahrungen gemacht, so beispielsweise im Bergbau. Da reagieren die Arbeiter unter Tage bei bestimmten Wasserzuflüssen mit chemischen Inhalten sehr empfindlich mit Hautausschlägen. Dadurch, daß man das Auftragen von Schutzsalben zur Pflicht machte, hat man recht wirksam diesem Übel steuern können.

Das eine ist richtig – das muß ich leider aufgrund der Betriebserfahrung bestätigen –, daß man mit diesen Hilfen oft zu lange wartet. Das ist auch bei dem Maurer-Ekzem, das ich erwähnte, der Fall. Man behandelt medikamentös oder man tut zunächst überhaupt nichts.

Herr Fuchs: Auch beim kontaktallergischen Ekzem der Maurer handelt es sich zumeist um ein Ekzem, das durch Chromat hervorgerufen ist (chromathaltiger Zement).

Herr Dünbier: Ja, sehr richtig. – Hier sind die Umschulung und der Berufswechsel sicherlich die weitgehend wirksameren Maßnahmen als jede medikamentöse oder sonstige Behandlung.

Herr Schneemelcher: Ein Berufswechsel wird allerdings in den meisten Fällen nur sehr ungern vorgenommen.

Herr Kick: Sie hatten, Herr Kollege Schadewaldt, auch auf die Zusammenhänge zwischen bestimmten Nahrungsmitteln und Allergien hingewiesen und als Beispiel den Wein genannt. In alten Zeiten hat man dem Wein allerlei zugesetzt. Man hat ihn zum Beispiel mit Bleiessig gesüßt, was sich wohl nicht empfiehlt. In diesem Zusammenhang denke ich auch an die Trinkgefäße, wie überhaupt an die Gefäße, die man früher zur Zubereitung des Essens benutzte.

In der modernen Zeit betreiben wir Pflanzenschutz mit chemischen Mitteln, wobei die Rückstandsprobleme bekannt sind. Es sind aber auch bekannt die nicht wenig toxischen Wirkungen von bestimmten Mykotoxinen, z. B. Aflatoxinen aus dem Gelbschimmel. Sie hatten auch den Käse erwähnt.

Sehen Sie vielleicht in der modernen Nahrungsmittelproduktion eine Gefahr: Denn die Lebensmittel sind sicherlich in manchen Fällen nicht absolut rückstandsfrei, weil wir z. B. chemische Pflanzenschutzmittel verwenden. Oder ist die Gefahr größer, wenn man darauf verzichtet? Das gilt z. B. für schorfiges Obst und durch Schimmel verdorbene Früchte, wo man gar nicht immer merkt, daß es infiziert ist. Beim Konservieren können infizierte Früchte mitverwendet werden, die diese Toxine immer noch enthalten, da sie keineswegs durch Konservieren vernichtet werden. Haben Sie irgendwelche Vorstellungen, wie diese Situation zu beurteilen ist?

Herr Schadewaldt: Ich darf noch einmal auf meine Eingangsworte zurückkommen. Ich glaube, wir müssen aufpassen, daß wir Intoxikation und Allergisierung nicht durcheinanderbringen. Das ist sehr wesentlich. Es gibt eine ganze Reihe von Stoffen, die Toxine enthalten oder Toxine produzieren, die aber nichts mit der Allergie als solcher zu tun haben.

Andererseits gibt es natürlich Bakterien, die als Eiweißsubstanzen eine Allergisierung auslösen können, die Infektallergien, von denen ich auch sprach. Dies auseinanderzuhalten, ist oft nicht sehr leicht.

Wenn Sie die Trinkgefäße ansprechen, dann weiß ich nicht, ob Sie auf die von mir allerdings abgelehnte These der Bleivergiftung der alten Römer anspielen. Dies hat aber mit Allergie sicher nichts zu tun. Wenn es überhaupt – ich glaube nicht daran – der Fall gewesen wäre, dann wäre das reine Intoxikation durch Bleiverbindungen infolge der Bleirohre. Das hätte nach meiner Ansicht mit Allergie nichts zu tun.

Herr Goslar: Am Anfang des zweiten Textbeispiels des Ptolemaios kam bei der Beschreibung der Idiosynkrasie neben dem Wort „Soma" auch das Wort „Psyche" vor.

Freitag vor einer Woche wurde die neue psychotherapeutische Klinik hier in Düsseldorf eröffnet. In der Literatur, z. B. von den Dermatologen beim Ekzem, aber auch von anderen etwa beim Asthma, werden immer wieder psychotherapeutische Gesichtspunkte – ich will es einmal ganz vorsichtig ausdrücken – hineindiskutiert.

Werden wir bei dem komplizierten Geschehen bei den verschiedenen Wandlungen, die Sie uns dargestellt haben, weitere Erkenntnisse aus dem Altertum zu erwarten haben und wird langsam das Bild auch von dieser Seite noch komplizierter?

Herr Schadewaldt: Ich darf folgendes antworten: Die Medizin in der Antike beruhte eindeutig – das habe ich deutlich herausgehoben – auf der Humoral-Pathologie, und zwar auch dort, wo sie in der Zeit vor den Hippokratikern noch mehr naturphilosophisch orientierte Impulse aufnahm. Diese Humoral-Pathologie war stark somatisch orientiert. Das kann man daran sehen, daß selbst die Temperamentsbegriffe, die wir benutzen, wie Choleriker, Sanguiniker, Melancholiker und Phlegmatiker, im Grunde auf die vier Säfte chole, melaina chole, sanguis und phlegma zurückgehen. Galen hat ganz eindeutig an mehreren Stellen gesagt, daß auch die psychischen Reaktionsweisen des Organismus durch diese Veränderung der Säfte erklärbar sind, hat also eine somatische Erklärung geliefert.

Das wird immer wieder von denjenigen übersehen, die die antike Medizin als Beweis heranziehen wollen, daß die psychischen Phänomene damals schon als eigenständig angesehen wurden. Man kann allenfalls von psychosomatischen Vorstellungsweisen reden. Das betrifft aber nur die Medizin mit ihrer Humoralpathologie. Es betrifft sicherlich nicht andere Erklärungsweisen philosophischer Art, die völlig andere Ideen aufgriffen. Platonische Vorstellungen etwa spielen jedenfalls in der antiken Medizin – nicht im Mittelalter – eine relativ geringe Rolle.

Herr Feinendegen: Ich habe noch eine historisch relevante Frage, die mich interessiert. Wann ist etwa zum ersten Male erkannt worden, daß die sogenannten allergischen Dispositionen familiär gehäuft auftreten?

Herr Schadewaldt: In unserer Zeit war der Schweizer Hanhard derjenige, der das alles zusammengefaßt und versucht hat, eine familiäre Abhängigkeit herauszuarbeiten.

Es ist früher schon immer wieder einmal beobachtet worden, daß der Vater, der Sohn, die Tochter oder der Enkel Asthmaanfälle bekamen, wenn sie Staub einatmeten. Es hat eine Zeit gegeben, in der man wirklich glaubte, daß diese Überempfindlichkeit hereditär in der Familie verankert sein könnte. Der Streit geht bis zum heutigen Tage: Ist Allergie nun primär ein hereditärer Vorgang, das heißt, sind nur ganz bestimmte Persönlichkeiten fähig, Immunglobuline zu bilden oder sind wir alle dazu in der Lage? Und gibt es umgekehrt bei den Gesunden Suppressions-Faktoren, die die Bildung dieser Immunglobuline verhindern?

Der bedeutende Allergieforscher Kallós hat gesagt, daß „die Allergie eigentlich eine Fehlleistung eines an sich nützlichen Abwehrmechanismus sei". Dabei bleibt aber immer noch die Frage offen: Ist diese Fehlleistung, die früher vielleicht einmal nützlich war, als wir vielerlei Infekten ausgesetzt waren, ein angeborenes Phänomen, ist es nur ein erworbenes, das unter bestimmten Umständen einen Schutz des gesunden Organismus durchbricht, oder sind die Betroffenen, wie Beard behauptet hatte, empfindsamer als andere und reagieren besonders schnell? Sind die anderen, die Normalen, eher träge, da sie nicht genügend schnell reagieren? Allergiker reagieren oft überschießend mit zusätzlichen Abwehrstoffen, die sich oft negativ auswirken.

Herr Grosse-Brockhoff: Ich darf dazu kurz etwas sagen. Ich glaube allerdings, daß es eine Zukunftsperspektive, wenn nicht eine Spekulation ist. Durch die Entdeckung der HL-A-Faktoren, die genetisch festgelegt sind, könnte die Frage näher analysiert werden, ob diejenigen, die in diesen Familien das Asthma bekommen, dieselbe HL-A-Faktoren-Konstellation haben.

Mir ist nicht bekannt, daß solche Untersuchungen bei den allergischen Erkrankungen schon in größerem Maßstab durchgeführt wurden. Bei einigen anderen Erkrankungen hat sich das mittlerweile in erstaunlicher Weise herausgestellt.

Herr Fuchs: Bei Ragweed-Pollen-Allergikern in USA hat man bei verschiedenen Familienmitgliedern eine signifikante Korrelation mit HL-A 7 gefunden. Wahrscheinlich war in diesen Familien die Allergie mit einem bestimmten H-Chromosom verbunden, das auch die Information für das HLA-System weitergibt. Für die Entstehung einer Ragweed-Pollen-Allergie ist das Vorhandensein eines Ir-Antigens E notwendig, aber sicherlich nicht ausreichend. Es liegen vielfältige Untersuchungen über HLA-assoziierte Erkrankungen vor, doch fanden sich weder auf der Ebene des Genotyps mit einem oder mehreren einzelnen Antigenen noch auf der Ebene des Genotyps mit einem oder mehreren bestimmten HLA-Haplotypen strenge Beziehungen – soweit mir dieses im Moment bekannt ist. Untersuchungen über die Immunantwortgene beim Menschen in der Region des HLA-D-Locus geben vielleicht Aufschluß über ein dort angenommenes Empfänglichkeitsgen und seine mögliche Assoziation zu atopischen Manifestationen. Abschließend möchte ich noch einmal darauf hinweisen, daß das expositionelle Moment sehr wesentlich zur Manifestation der Krankheit beiträgt. Bei genügender allergener Exposition kann jeder zum Allergiker werden, ob er genetisch prädisponiert ist oder nicht.

Veröffentlichungen
der Rheinisch-Westfälischen Akademie der Wissenschaften

Neuerscheinungen 1972 bis 1981

Vorträge G Heft Nr.		GEISTESWISSENSCHAFTEN
180	*Karl Gustav Fellerer, Köln*	Der Stilwandel in der abendländischen Musik um 1600
181	*Georg Kauffmann, Münster*	Michelangelo und das Problem der Säkularisation
182	*Harry Westermann Münster*	Freiheit des Unternehmers und des Grundeigentümers und ihre Pflichtenbindungen im öffentlichen Interesse nach dem Referentenentwurf eines Bundesberggesetzes
183	*Ernst-Wolfgang Böckenförde, Bielefeld*	Die verfassungstheoretische Unterscheidung von Staat und Gesellschaft als Bedingung der individuellen Freiheit
184	*Kurt Bittel, Berlin*	Archäologische Forschungsprobleme zur Frühgeschichte Kleinasiens
185	*Paul Egon Hübinger, Bonn*	Die letzten Worte Papst Gregors VII.
186	*Günter Kahle, Köln*	Das Kaukasusprojekt der Alliierten vom Jahre 1940
187	*Hans Erich Stier, Münster*	Welteroberung und Weltfriede im Wirken Alexanders d. Gr.
188	*Jacques Droz, Paris*	Einfluß der deutschen Sozialdemokratie auf den französischen Sozialismus (1871–1914)
189	*Eleanor v. Erdberg-Consten, Aachen*	Die Architektur Taiwans Ein Beitrag zur Geschichte der chinesischen Baukunst
190	*Herbert von Einem, Bonn*	Die Medicimadonna Michelangelos
191	*Ulrich Scheuner, Bonn*	Das Mehrheitsprinzip in der Demokratie
192	*Theodor Schieder, Köln*	Probleme einer europäischen Geschichte Jahresfeier am 30. Mai 1973
193	*Erich Otremba, Köln*	Die „Kanalstadt". Der Siedlungsraum beiderseits des Ärmelkanals in raumdynamischer Betrachtung
194	*Max Wehrli, Zürich*	Wolframs ‚Titurel'
195	*Heinrich Dörrie, Münster*	Pygmalion – Ein Impuls Ovids und seine Wirkungen bis in die Gegenwart
196	*Jan Hendrik Waszink, Leiden*	Biene und Honig als Symbol des Dichters und der Dichtung in der griechisch-römischen Antike
197	*Henry Chadwick, Oxford*	Betrachtungen über das Gewissen in der griechischen, jüdischen und christlichen Tradition
198	*Ernst Benda, Karlsruhe*	Gefährdungen der Menschenwürde
199	*Herbert von Einem, Bonn*	‚Die Folgen des Krieges'. Ein Alterswerk von Peter Paul Rubens
200	*Hansjakob Seiler, Köln*	Das linguistische Universalienproblem in neuer Sicht
201	*Werner Flume, Bonn*	Gewohnheitsrecht und römisches Recht
202	*Rudolf Morsey, Speyer*	Zur Entstehung, Authentizität und Kritik von Brünings „Memoiren 1918–1934"
203	*Stephan Skalweit, Bonn*	Der „moderne Staat". Ein historischer Begriff und seine Problematik
204	*Ludwig Landgrebe, Köln*	Der Streit um die philosophischen Grundlagen der Gesellschaftstheorie
205	*Elmar Edel, Bonn*	Ägyptische Ärzte und ägyptische Medizin am hethitischen Königshof Neue Funde von Keilschriftbriefen Ramses' II. aus Bogazköy
206	*Eduard Hegel, Bonn*	Die katholische Kirche Deutschlands unter dem Einfluß der Aufklärung des 18. Jahrhunderts
207	*Friedrich Ohly, Münster*	Der Verfluchte und der Erwählte. Vom Leben mit der Schuld
208	*Siegfried Herrmann Bochum*	Ursprung und Funktion der Prophetie im alten Israel
209	*Theodor Schieffer, Köln*	Krisenpunkte des Hochmittelalters Jahresfeier am 7. Mai 1975
210	*Ulrich Scheuner, Bonn*	Die Vereinten Nationen als Faktor der internationalen Politik
211	*Heinrich Dörrie, Münster*	Von Platon zum Platonismus Ein Bruch in der Überlieferung und seine Überwindung

212	*Karl Gustav Fellerer, Köln*	Der Akademismus in der deutschen Musik des 19. Jahrhunderts
213	*Hans Kauffmann, Bonn*	Probleme griechischer Säulen
214	*Ivan Dujčev, Sofia*	Heidnische Philosophen und Schriftsteller in der alten bulgarischen Wandmalerei
215	*Bruno Lewin, Bochum*	Der koreanische Anteil am Werden Japans
216	*Tilemann Grimm, Tübingen*	Meister Kung Zur Geschichte der Wirkungen des Konfuzius
217	*Harald Weinrich, Bielefeld*	Für eine Grammatik mit Augen und Ohren, Händen und Füßen – am Beispiel der Präpositionen
218	*Roman Jakobson, Cambridge, Mass.*	Der grammatische Aufbau der Kindersprache
219	*Jan Öberg, Stockholm*	Das Urkundenmaterial Skandinaviens Bestände, Editionsvorhaben, Erforschung
220	*Werner Beierwaltes, Freiburg i. Br.*	Identität und Differenz. Zum Prinzip cusanischen Denkens
221	*Walter Hinck, Köln*	Vom Ausgang der Komödie. Exemplarische Lustspielschlüsse in der europäischen Literatur
222	*Heinz Hürten, Freiburg i. Br.*	Reichswehr und Ausnahmezustand. Ein Beitrag zur Verfassungsproblematik der Weimarer Republik in ihrem ersten Jahrfünft
223	*Bernhard Kötting, Münster*	Religionsfreiheit und Toleranz im Altertum Jahresfeier am 18. Mai 1977
224	*Karl J. Narr, Münster*	Zeitmaße in der Urgeschichte
225	*Karl Ed. Rothschuh, Münster*	Iatromagie: Begriff, Merkmale, Motive, Systematik
226	*Samuel R. Spencer Jr., Davidson, North Carolina*	Die amerikanische Stimmung im Jahr des Janus
227	*Paul Mikat, Düsseldorf*	Dotierte Ehe – rechte Ehe. Zur Entwicklung des Eheschließungsrechts in fränkischer Zeit
228	*Herbert Franke, München*	Nordchina am Vorabend der mongolischen Eroberungen: Wirtschaft und Gesellschaft unter der Chin-Dynastie (1115–1234)
229	*András Mócsy, Budapest*	Zur Entstehung und Eigenart der Nordgrenzen Roms
230	*Heinrich Dörrie, Münster*	Sinn und Funktion des Mythos in der griechischen und der römischen Dichtung
231	*Jean Bingen, Brüssel*	Le Papyrus Revenue Laws – Tradition grecque et Adaptation hellénistique
232	*Niklas Luhmann, Bielefeld*	Organisation und Entscheidung
233	*Louis Reekmans, Leuven*	Die Situation der Katakombenforschung in Rom
234	*Josef Pieper, Münster*	Was heißt Interpretation?
235	*Walther Heissig, Bonn*	Die Zeit des letzten mongolischen Großkhans Ligdan (1604–1634)
236	*Alf Önnerfors, Köln*	Die Verfasserschaft des Waltharius-Epos aus sprachlicher Sicht
237	*Walther Heissig, Bonn*	Die mongolischen Heldenepen – Struktur und Motive
238	*Günther Stökl, Köln*	Osteuropa – Geschichte und Politik Jahresfeier am 23. Mai 1979
239	*Wilhelm Weber, Münster*	Geld, Glaube, Gesellschaft
240	*Giovanni Nencioni, Florenz*	Lessicografia e Letteratura Italiana
241	*Arno Esch, Bonn*	Zur Situation der zeitgenössischen englischen Lyrik
242	*Otto Pöggeler, Bochum* *Heinz Breuer, Bonn*	Fragen der Forschungspolitik
243	*Klaus Stern, Köln*	Verfassungsgerichtsbarkeit zwischen Recht und Politik
244	*Klaus W. Niemöller, Münster*	Der sprachhafte Charakter der Musik
245	*Jürgen Untermann, Köln*	Trümmersprachen zwischen Grammatik und Geschichte
246	*Clemens Menze, Köln*	Leibniz und die neuhumanistische Theorie der Bildung des Menschen
247	*Helmut Schelsky, Münster*	Die juridische Rationalität
248	*Ulrich Scheuner, Bonn*	Der Beitrag der deutschen Romantik zur politischen Theorie
249	*Georg Kauffmann, Münster*	Zum Verhältnis von Bild und Text in der Renaissance
250	*Rudolf Kassel, Köln*	Dichtkunst und Versifikation bei den Griechen
251	*Hans Schadewaldt, Düsseldorf*	Idiosynkrasie Anaphylaxie, Allergie, Atopie – Ein Beitrag zur Geschichte der Überempfindlichkeitskrankheiten
252	*Walter Hinck, Köln*	Haben wir heute vier deutsche Literaturen oder *eine*? Plädoyer in einer Streitfrage Jahresfeier am 13. Mai 1981
253	*Heinz Gollwitzer, Münster*	Vorüberlegungen zu einer Geschichte des politischen Protestantismus nach dem konfessionellen Zeitalter
254	*Martin Honecker, Bonn*	Evangelische Theologie vor dem Staatsproblem

ABHANDLUNGEN

Band Nr.

30	*Walther Hubatsch, Bonn u. a.*	Deutsche Universitäten und Hochschulen im Osten
31	*Anton Moortgat, Berlin*	Tell Chuēra in Nordost-Syrien. Bericht über die vierte Grabungskampagne 1963
32	*Albrecht Dihle, Köln*	Umstrittene Daten. Untersuchungen zum Auftreten der Griechen am Roten Meer
33	*Heinrich Behnke und Klaus Kopfermann (Hrsg.), Münster*	Festschrift zur Gedächtnisfeier für Karl Weierstraß 1815–1965
34	*Joh. Leo Weisgerber, Bonn*	Die Namen der Ubier
35	*Otto Sandrock, Bonn*	Zur ergänzenden Vertragsauslegung im materiellen und internationalen Schuldvertragsrecht. Methodologische Untersuchungen zur Rechtsquellenlehre im Schuldvertragsrecht
36	*Iselin Gundermann, Bonn*	Untersuchungen zum Gebetbüchlein der Herzogin Dorothea von Preußen
37	*Ulrich Eisenhardt, Bonn*	Die weltliche Gerichtsbarkeit der Offizialate in Köln, Bonn und Werl im 18. Jahrhundert
38	*Max Braubach, Bonn*	Bonner Professoren und Studenten in den Revolutionsjahren 1848/49
39	*Henning Bock (Bearb.), Berlin*	Adolf von Hildebrand, Gesammelte Schriften zur Kunst
40	*Geo Widengren, Uppsala*	Der Feudalismus im alten Iran
41	*Albrecht Dihle, Köln*	Homer-Probleme
42	*Frank Reuter, Erlangen*	Funkmeß. Die Entwicklung und der Einsatz des RADAR-Verfahrens in Deutschland bis zum Ende des Zweiten Weltkrieges
43	*Otto Eißfeld, Halle, und Karl Heinrich Rengstorf (Hrsg.), Münster*	Briefwechsel zwischen Franz Delitzsch und Wolf Wilhelm Graf Baudissin 1866–1890
44	*Reiner Haussherr, Bonn*	Michelangelos Kruzifixus für Vittoria Colonna. Bemerkungen zu Ikonographie und theologischer Deutung
45	*Gerd Kleinheyer, Regensburg*	Zur Rechtsgestalt von Akkusationsprozeß und peinlicher Frage im frühen 17. Jahrhundert. Ein Regensburger Anklageprozeß vor dem Reichshofrat. Anhang: Der Statt Regenspurg Peinliche Gerichtsordnung
46	*Heinrich Lausberg, Münster*	Das Sonett *Les Grenades* von Paul Valéry
47	*Jochen Schröder, Bonn*	Internationale Zuständigkeit. Entwurf eines Systems von Zuständigkeitsinteressen im zwischenstaatlichen Privatverfahrensrecht aufgrund rechtshistorischer, rechtsvergleichender und rechtspolitischer Betrachtungen
48	*Günther Stökl Köln*	Testament und Siegel Ivans IV.
49	*Michael Weiers, Bonn*	Die Sprache der Moghol der Provinz Herat in Afghanistan
50	*Walther Heissig (Hrsg.), Bonn*	Schriftliche Quellen in Moġolī. 1. Teil: Texte in Faksimile
51	*Thea Buyken, Köln*	Die Constitutionen von Melfi und das Jus Francorum
52	*Jörg-Ulrich Fechner, Bochum*	Erfahrene und erfundene Landschaft. Aurelio de' Giorgi Bertòlas Deutschlandbild und die Begründung der Rheinromantik
53	*Johann Schwartzkopff (Red.), Bochum*	Symposium „Mechanoreception'
54	*Richard Glasser, Neustadt a. d. Weinstr.*	Über den Begriff des Oberflächlichen in der Romania
55	*Elmar Edel, Bonn*	Die Felsgräbernekropole der Qubbet el Hawa bei Assuan. II. Abteilung. Die althieratischen Topfaufschriften aus den Grabungsjahren 1972 und 1973
56	*Harald von Petrikovits, Bonn*	Die Innenbauten römischer Legionslager während der Prinzipatszeit
57	*Harm P. Westermann u. a., Bielefeld*	Einstufige Juristenausbildung. Kolloquium über die Entwicklung und Erprobung des Modells im Land Nordrhein-Westfalen
58	*Herbert Hesmer, Bonn*	Leben und Werk von Dietrich Brandis (1824–1907) – Begründer der tropischen Forstwirtschaft. Förderer der forstlichen Entwicklung in den USA. Botaniker und Ökologe
59	*Michael Weiers, Bonn*	Schriftliche Quellen in Moġolī, 2. Teil: Bearbeitung der Texte

60	*Reiner Haussherr, Bonn*	Rembrandts Jacobssegen
		Überlegungen zur Deutung des Gemäldes in der Kasseler Galerie
61	*Heinrich Lausberg, Münster*	Der Hymnus ›Ave maris stella‹
62	*Michael Weiers, Bonn*	Schriftliche Quellen in Mogoli, 3. Teil: Poesie der Mogholen
63	*Werner H. Hauss (Hrsg.), Münster,*	International Symposium 'State of Prevention and Therapy in
	Robert W. Wissler, Chicago,	Human Arteriosclerosis and in Animal Models'
	Rolf Lehmann, Münster	
64	*Heinrich Lausberg, Münster*	Der Hymnus ›Veni Creator Spiritus‹
65	*Nikolaus Himmelmann, Bonn*	Über Hirten-Genre in der antiken Kunst
66	*Elmar Edel, Bonn*	Die Felsgräbernekropole der Qubbet el Hawa bei Assuan. Paläographie der althieratischen Gefäßaufschriften aus den Grabungsjahren 1960 bis 1973

Sonderreihe
PAPYROLOGICA COLONIENSIA

Vol. I
Aloys Kehl, Köln

Der Psalmenkommentar von Tura, Quaternio IX (Pap. Colon. Theol 1)

Vol. II
Erich Lüddeckens, Würzburg
P. Angelicus Kropp O. P., Klausen,
Alfred Hermann und Manfred Weber, Köln

Demotische und Koptische Texte

Vol. III
Stephanie West, Oxford

The Ptolemaic Papyri of Homer

Vol. IV
Ursula Hagedorn und Dieter Hagedorn, Köln
Louise C. Youtie und Herbert C. Youtie,
Ann Arbor

Das Archiv des Petaus (P. Petaus)

Vol. V
Angelo Geißen, Köln

Katalog Alexandrinischer Kaisermünzen der Sammlung des Instituts für Altertumskunde der Universität zu Köln
Band 1: Augustus-Trajan (Nr. 1-740)
Band 2: Hadrian-Antoninus Pius (Nr. 741-1994)

Vol. VI
J. David Thomas, Durham

The epistrategos in Ptolemaic and Roman Egypt
Part 1: The Ptolemaic epistrategos

Vol. VII
Bärbel Kramer und
Robert Hübner (Bearb.), Köln
Bärbel Kramer und
Dieter Hagedorn (Bearb.), Köln
Bärbel Kramer, Michael Erler, Dieter Hagedorn
und Robert Hübner (Bearb.), Köln

Kölner Papyri (P. Köln)
Band 1

Band 2

Band 3

Vol. VIII
Sayed Omar, Kairo

Das Archiv des Soterichos (P. Soterichos)

Vol. IX
Dieter Kurth, Heinz-Josef Thissen und
Manfred Weber (Bearb.), Köln

Kölner ägyptische Papyri (P. Köln ägypt.)
Band 1

Verzeichnisse sämtlicher Veröffentlichungen der
Rheinisch-Westfälischen Akademie der Wissenschaften können beim
Westdeutschen Verlag GmbH, Postfach 300 620, 5090 Leverkusen 3 (Opladen),
angefordert werden

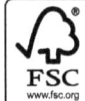

MIX
Papier aus verantwortungsvollen Quellen
Paper from responsible sources
FSC® C105338

If you have any concerns about our products,
you can contact us on
ProductSafety@springernature.com

In case Publisher is established outside the EU,
the EU authorized representative is:
Springer Nature Customer Service Center GmbH
Europaplatz 3, 69115 Heidelberg, Germany

Printed by Libri Plureos GmbH
in Hamburg, Germany